Christoph Zielinski
Raimund Jakesz (Hrsg.)

Bronchuscarcinom

Springer-Verlag Wien GmbH

Univ.-Prof. Dr. Christoph Zielinski
Klinische Abteilung für Onkologie
Univ.-Klinik für Innere Medizin I
Allgemeines Krankenhaus
Wien, Österreich

Univ.-Prof. Dr. Raimund Jakesz
Klinische Abteilung für Allgemeinchirurgie
Univ.-Klinik für Chirurgie
Allgemeines Krankenhaus
Wien, Österreich

Gedruckt mit Unterstützung von: Aesca GmbH • Amgen GmbH • Bender + Co GesmbH
Bristol-Myers Squibb GesmbH • Eli Lilly Ges.m.b.H.
Novartis Pharma GmbH • Pharmacia & Upjohn Pharma-Handels-Ges.m.b.H.
Rhône-Poulenc Rorer Pharmazeutika Handels GmbH
SmithKline Beecham Pharma Ges.m.b.H. • Wyeth-Lederle Pharma GmbH
Zeneca Österreich GmbH

Satz: H. Meszarics • Satz & Layout • 1200 Wien

Gedruckt auf säurefreiem, chlorfrei gebleichtem Papier – TCF
SPIN: 10744054

Mit 5 Abbildungen

ISSN 1436-1280
ISBN 978-3-211-83393-3   ISBN 978-3-7091-6336-8 (eBook)
DOI 10.1007/978-3-7091-6336-8

Geleitwort

Die Buchreihe „Onkologie heute" verfolgt das Ziel, in überschaubarer und relativ konziser Form jeweils ein Organthema oder Therapiekonzept aus der Onkologie abzuhandeln. Angesichts der Vielzahl der Informationen, der vielfachen therapeutischen Annäherungsmöglichkeiten und der Vielfalt therapeutischer Optionen schien es den Herausgebern wichtig, eine Darstellung des aktuellen „State of the Art" in Epidemiologie, Diagnostik und Therapie zu erstellen, die verbindlich angewendet und im klinischen gehobenen Alltag umgesetzt werden kann. Damit war der Wunsch verbunden, eine Optimierung des therapeutischen Standards zu erreichen. Jedes einzelne Buch dieser Reihe ist nun einem solchen Ziel gewidmet und soll sowohl für den interessierten, allgemein ausgebildeten Mediziner als auch für den Spezialisten eine Darstellung der optimalen Vorgangsweisen im Rahmen der klinischen Onkologie vornehmen.

Die Herausgeber

Vorwort

Das Bronchuscarcinom stellt ein epidemiologisch außerordentlich relevantes Problem von hoher Prävalenz dar, nachdem allein im Jahre 1998 1.244.000 Menschen weltweit daran verstorben sind. In den Ländern der Europäischen Union ist das Bronchuscarcinom mit 173.042 Fällen im Jahr 1998 die häufigste Todesursache an einer malignen Erkrankung. Obwohl über eine lange Zeit keine wesentliche Verbesserung der Prognose des Bronchuscarcinoms mittels medizinisch-onkologischer Maßnahmen festzustellen war, haben neu entwickelte Zytostatika in den letzten Jahren besonders beim nichtkleinzelligen Bronchuscarcinom eine Verbesserung der Prognose gebracht. Neue, weniger als bisher invasive Verfahren im Bereich der chirurgischen Methoden sowie eine Verbesserung strahlentherapeutischer Interventionsmöglichkeiten haben uns zusätzlich zu den anfangs erwähnten Überlegungen veranlaßt, dieses Buch über die möglichen Therapiemodalitäten bei den verschiedenen Arten des Bronchuscarcinoms herauszugeben. In den einzelnen Kapiteln wird auf eben diese neuesten Erkenntnisse eingegangen, sodaß der Leser nach abgeschlossener Lektüre einen sehr kompletten Überblick über die derzeit gängigen Methoden und Verfahrensweisen zur Verfügung haben wird. Mit voller Absicht wurden auch solche Abschnitte aufgenommen, die zukünftige Entwicklungen zum Thema haben, und deshalb ganz besonders in ihrem Inhalt rasanten Entwicklungen unterworfen sein werden. Dies soll aber das rasche Fortschreiten der Erkenntnisse auf dem Gebiet dokumentieren und zum Studium der Entwicklungen auf diesem Gebiet anspornen. Diese sollen letztendlich dazu führen, der Diagnose „Bronchuscarcinom" ihre bis heute überaus ernsthafte Prognose zu nehmen.

Die Herausgeber

Inhaltsverzeichnis

Epidemiologie

Christian Vutuc und *Gerald Haidinger*

1. Einleitung

Aus vielerlei Sicht kann das Bronchuscarcinom als die bedeutendste Krebserkrankung des 20. Jahrhunderts bezeichnet werden. Am Beginn des Jahrhunderts noch ein selten beobachteter Tumor, erreichte das Bronchuscarcinom in den 50er Jahren in Industrieländern bereits den Stellenwert einer endemischen Krankheit. In den letzten Jahren hat diese „Seuche" bereits Schwellenländer erfaßt, und ein Ende der pandemischen Ausbreitung ist nicht in Sicht. Die Gründe dieser Entwicklung sind bekannt. Bereits in den ersten epidemiologischen Untersuchungen konnte Zigarettenrauchen als bedeutender Risikofaktor nachgewiesen werden und in der Folge eine Reihe weiterer exogener Noxen. Wie bei keinem anderen Tumor verfügen wir heute über ein umfassendes, durch Ergebnisse der biomedizinischen Forschung bestätigtes, epidemiologisches Wissen über die Ätiologie dieser Krankheit. Das Bronchuscarcinom wird durch Umweltfaktoren verursacht, wobei aber dem Zigarettenrauchen eine so herausragende Bedeutung zukommt, daß aus präventivmedizinischer Sicht von einer monokausal verursachten Krankheit gesprochen werden kann. Entsprechend wäre ein Großteil der Fälle verhütbar. Die Nutzung des präventiven Potentials muß ein vorrangiges Ziel sein, zumal die Prognose des Tumors nach wie vor schlecht ist. Laut EUROCARE Studie (Analyse der Europäischen Krebsregister) lag die Fünf-Jahres-Überlebensrate (Männer und Frauen, bereinigt für andere Todesursachen als Krebs) in den Jahren 1978–80 bei 8% und 1983–85 bei 9% [1].

2. Deskriptive Epidemiologie

Das Bronchuscarcinom zählt weltweit zu den häufigsten Krebserkrankungen und zu den wenigen mit weiter zunehmender Inzidenz. Der internationale Vergleich zeigt eine große Streuung der Inzidenz, wobei in allen Ländern Männer stärker betroffen sind. Die geographische Verteilung und die höhere Inzidenz bei Männern stimmt weitgehend mit der Prävalenz der Rauchgewohnheit überein.

Tabelle 1. Bronchuscarcinom in den Ländern der Europäischen Union, altersstandardisierte (Europäische Standardbevölkerung) Raten 1990 [Datenquelle: IARC Lyon]

	Inzidenz/100.000 Männer	Inzidenz/100.000 Frauen
Belgien	121,1	15,5
Dänemark	71,7	42,3
Deutschland	79,2	15,2
Finnland	64,4	12,3
Frankreich	67,3	7,6
Griechenland	82,1	11,5
Irland	61,9	25,7
Italien	92,7	12,8
Luxemburg	95,4	14,5
Niederlande	99,4	21,1
Österreich	69,1	16,9
Portugal	47,6	7,8
Schweden	31,2	18,3
Spanien	78,4	5,4
Großbritannien	81,1	34,1

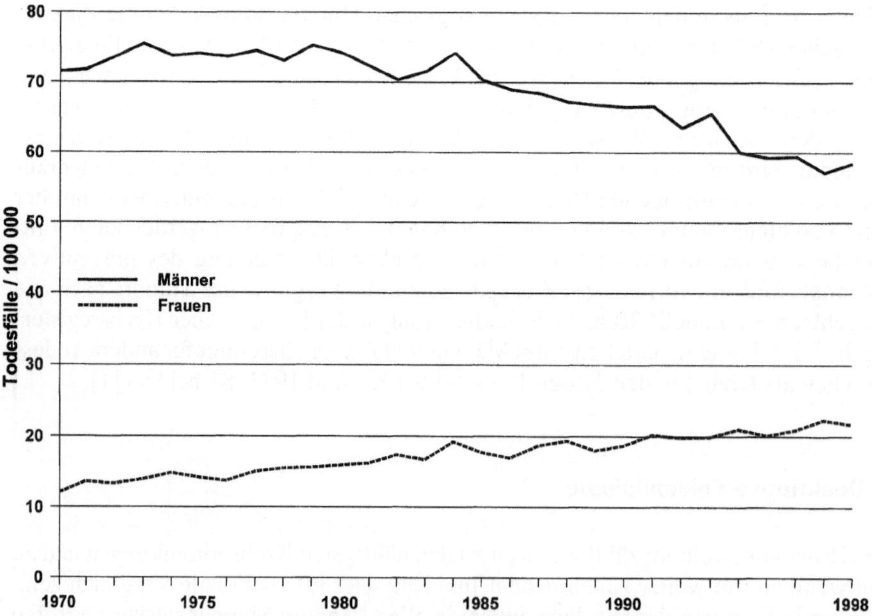

Abb. 1. Lungenkrebs, altersstandardisierte Sterberaten (Österreichische Bevölkerung 1991) Männer und Frauen, Österreich, 1970–1998)

In Tab. 1 sind die Inzidenzraten angegeben (altersstandardisierte Raten liegen für das Jahr 1995 vor [Datenquelle: IARC Lyon]). Bei den Männern schwankt die Zahl der Neuerkrankungen zwischen 121,1/100.000 in Belgien und 31,2/100.000 in Schweden, bei den Frauen zwischen 42,3/100.000 in Dänemark und 5,4/100.000 in Spanien. In 12 der 15 Länder ist das Bronchuscarcinom bei Männern die häufigste Krebserkrankung (in Portugal sind das Magencarcinom und die colorectalen Carcinome häufiger, in Schweden das Magencarcinom). Bei Frauen nimmt dieser Tumor bereits in Dänemark, Griechenland, Irland, den Niederlanden, Österreich und Großbritannien die dritte Position unter den Krebsneuerkrankungen ein.

Die volksgesundheitliche Bedeutung der Lungenkrebsepidemie läßt sich an der Zunahme der Todesfälle anschaulich darstellen. In den 15 EU-Ländern [Datenquelle: IARC Lyon] ist die Zahl der Lungenkrebstoten von insgesamt 125.878 Todesfällen (107.056 Männer, 18.822 Frauen) im Jahr 1973 auf 195.482 Todesfälle (154.318 Männer, 41.164 Frauen) im Jahr 1995 angestiegen (+55%).

In Österreich starben im Jahr 1998 insgesamt 2399 Männer (61,2/100.000; 24,9% aller Krebstodesfälle) und 924 Frauen (22,2/100.000; 10,2% aller Krebstodesfälle) an diesem Tumor [Datenquelle: ÖSTAT Wien]. Das lebenslange Risiko, an einem Bronchuscarcinom zu sterben, beträgt für Männer 6,6%, für Frauen 2,2%. Die Entwicklung der altersstandardisierten Sterberaten zeigt unterschiedliche Verläufe (Abb. 1). Bei den Männern hat die Sterblichkeit im Jahr 1973 (75,6/100.000) den höchsten Wert erreicht und in der Folge bis 1998 (58,5/100.000) um 23% abgenommen. Bei den Frauen hat sich die Sterberate von 1970 (12/100.000) bis 1998 (21,8/100.000) nahezu verdoppelt. Die Analyse der Sterblichkeit nach Altersgrup-

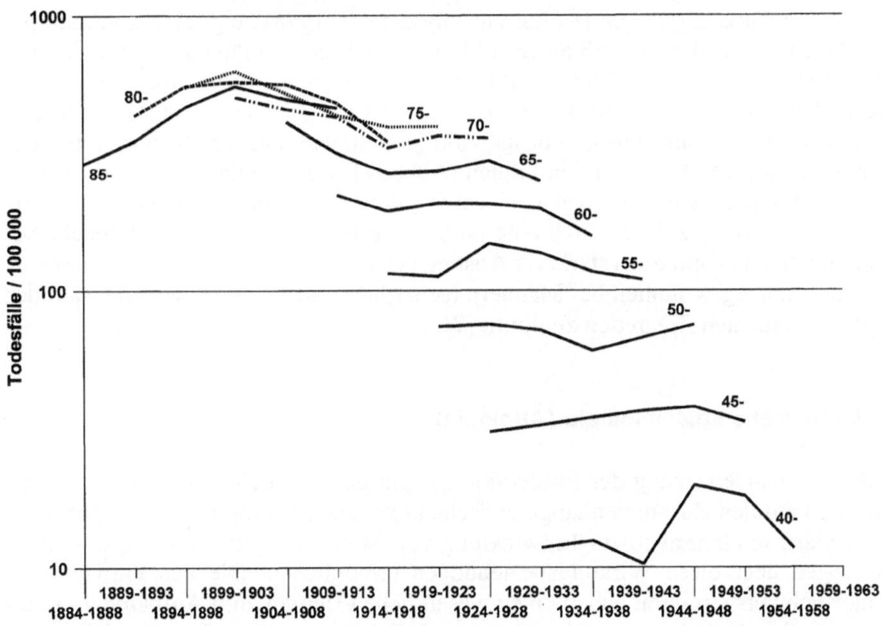

Abb. 2. Lungenkrebs, Sterberaten nach Altersgruppen und Geburtskohorten, Männer, Österreich 1973–1998

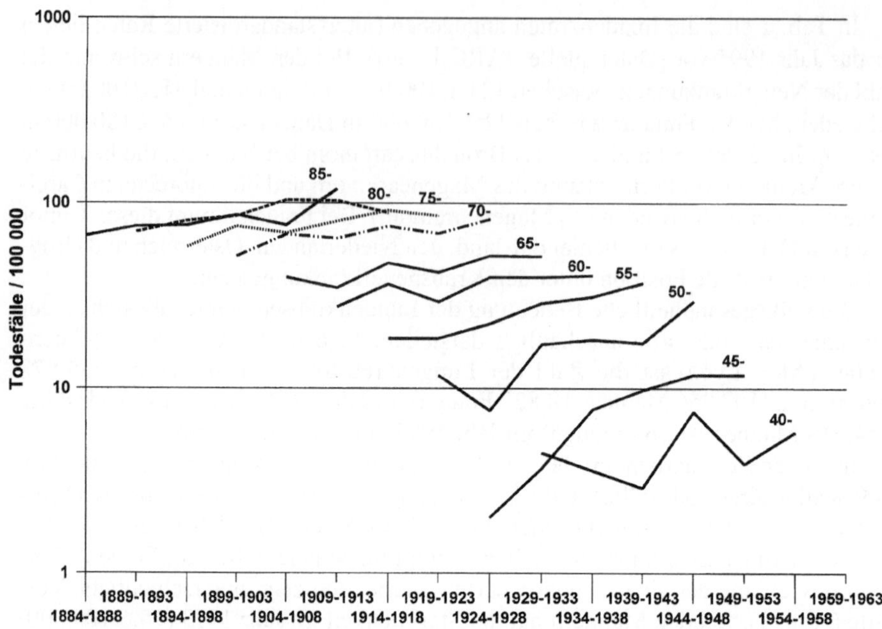

Abb. 3. Lungenkrebs, Sterberaten nach Altersgruppen und Geburtskohorten, Frauen, Österreich 1973–1998

pen und Geburtsjahrgängen (Kohortenanalyse 1973–1998) zeigt eine kontinuierliche Abnahme bei den über 55jährigen Männern in Richtung jüngere Geburtskohorten (Abb. 2). In diesen älteren Jahrgängen hat sich die Abnahme des Schadstoffgehalts der Zigaretten (dokumentiert seit 1960) und der Trend zum Ex-Raucher (anfangs der 70er Jahre) positiv ausgewirkt [18]. In den jüngeren Kohorten besteht eine steigende Tendenz. Bei den Frauen (Abb. 3) hat die Lungenkrebssterblichkeit in allen 5-Jahres-Altersgruppen in Richtung jüngere Geburtsjahrgänge zugenommen. Längerfristig zeichnet sich eine ungünstige Entwicklung – Trendumkehr bei den Männern und ein noch stärkerer Anstieg bei den Frauen – ab [19], da die Prävalenz der Rauchgewohnheit bei Männern (seit 1986) und Frauen sowie die Zahl der täglich gerauchten Zigaretten zunimmt [7].

3. Analytische Epidemiologie (Ätiologie)

Die Auseinandersetzung der Epidemiologie mit dem Bronchuscarcinom hat nicht nur die kausalen Zusammenhänge zwischen exogenen Faktoren und Lungenkrebs aufgeklärt, sondern auch zur Entwicklung von Methoden geführt, die quantitative Aussagen über diese Wirkungsbeziehungen ermöglichen. Die neu entwickelten Untersuchungsverfahren haben einen wesentlichen Beitrag zum Aufbau der epidemiologischen Forschung im Bereich der nicht infektiösen Krankheiten geleistet.

3.1 Tabakrauchen

Die kausale Beziehung zwischen Tabakrauchen und Lungenkrebs wurde in Kohortenstudien und Fall-Kontroll-Studien nachgewiesen und durch experimentelle Untersuchungen über die toxische und cancerogene Wirkung von Zigarettenrauch bestätigt. Die ersten umfassenden Dokumentationen zum Thema Rauchen und Gesundheit wurden vom Royal College of Physicians in London bereits 1962 und von der US Gesundheitsbehörde (Terry Report) 1964 veröffentlicht.

3.1.1 Zigarettenrauchen

Zigarettenrauchen ist die wichtigste Einzelnoxe für das Entstehen von Lungenkrebs bei Männern und Frauen. Einer der ersten, der einen Zusammenhang zwischen Zigarettenrauchen und Lungenkrebs vermutete, war Lickint [9] in Deutschland. Müller [11] konnte im Jahr 1939 diese Hypothese in einer epidemiologischen Untersuchung über Lungenkrebspatienten und Kontrollpersonen bestätigen, ebenso Schairer und Schöniger [16] im Jahr 1943 und Wassink [20] 1948 in den Niederlanden. Die Ergebnisse dieser ersten Fall-Kontroll-Studien sind in Tab. 2 dargestellt. Ausge-

Tabelle 2. Rauchen und Lungenkrebs, Ergebnisse der ersten Fall-Kontroll-Studien und das daraus abgeleitete Lungenkrebsrisiko, berechnet als nicht adjustierte Odds Ratio (OR)

	Fälle	Kontrollen	OR
Müller, 1939 [11]	n = 86	n = 86	
Niemalsraucher	3,5%	16,3%	1,0
Raucher insgesamt	96,5%	83,7%	5,4
mäßige Raucher	34,9%	63,9%	2,9
schwere Raucher	65,1%	36,1%	9,7
Schairer und Schöniger, 1943 [16]	n = 93	n = 270	
Niemalsraucher	3,2%	15,9%	1,0
Raucher insgesamt	96,8%	84,1%	5,7
mäßige Raucher	47,8%	73,1%	3,7
schwere Raucher	52,2%	26,9%	11,0
Wassink, 1948 [20]	n = 134	n = 100	
Niemalsraucher	4,5%	19%	1,0
Raucher insgesamt	97,5%	81%	5,0
mäßige Raucher	42,2%	62%	2,8
schwere Raucher	55%	19%	12,3

wertet wurde die Häufigkeit von Rauchgewohnheiten, das Verfahren der Risikoberechnung war damals noch nicht bekannt. Wir haben aus den Daten das Lungenkrebsrisiko als nicht adjustierte Odds Ratio (OR) berechnet. Zum Vergleich: Eine von 1976 bis 1980 in Deutschland, Frankreich, Italien, Österreich und Schottland vom National Cancer Institute (USA) koordinierte Fall-Kontroll-Studie ergab für rauchende Männer eine OR = 7,6 und für schwere Raucher (>30 Zig./Tag) von OR = 10,4 sowie für rauchende Frauen von OR = 3,9 und für schwere Raucherinnen (30–39 Zig./Tag) von OR = 9,0 [10]. Die Ergebnisse dieser ersten epidemiologischen Untersuchungen blieben weitgehend unbeachtet. Erst 1950, als in Großbritannien [5] und in den USA [8, 23] übereinstimmende Fall-Kontroll-Studien veröffentlicht wurden, begann die intensive wissenschaftliche Auseinandersetzung mit den gesundheitlichen Folgen des Tabakkonsums. Die erste experimentelle Bestätigung der epidemiologischen Beobachtungen erfolgte mit der Induktion von Hauttumoren bei Mäusen durch Pinselung der Haut mit Zigarettenrauchkondensat [24].

Epidemiologische Untersuchungen haben eine Reihe von Faktoren nachgewiesen, die das Erkrankungsrisiko des Zigarettenrauchers im Sinne einer Dosis-Wirkungs-Beziehung beeinflussen.

Das Risiko nimmt zu:

– Mit der Dauer der Rauchgewohnheit (stärkster Risikofaktor, exponentieller Anstieg).
– Mit abnehmendem Alter bei Rauchbeginn (früher Rauchbeginn wirkt unabhängig wegen höherer Vulnerabilität der Lunge und über längere Konsumdauer).
– Mit der Zahl der gerauchten Zigaretten.
– Mit dem Schadstoffgehalt der gerauchten Zigaretten (das etwas geringer ausgeprägte Risiko schadstoffärmerer Zigaretten wird von vielen Rauchern durch eine höhere Zahl der täglich gerauchten Zigaretten oder verstärktes Ziehen/Inhalieren überkompensiert).
– Mit der Inhalationstiefe und der Zahl der Züge.

Das Risiko nimmt ab:

– Mit dem Einstellen der Rauchgewohnheit (Risikoabnahme nimmt mit der Dauer der Abstinenz zu).

Wegen der ätiologischen Dominanz des Zigarettenrauchens kommt der Prävalenz und Entwicklung der Rauchgewohnheit in einer Bevölkerung ein hoher Informationswert zu. In Tab. 3 ist der prozentuale Anteil der Raucher nach Geschlecht und Zeitpunkt in den EU-Ländern dargestellt [6]. Die Daten zeigen ein sehr heterogenes Bild, wobei Schweden im positiven Sinn und Österreich im negativen Sinn besonders hervorstechen. Bei den Männern liegt der Anteil der Raucher in 8 EU-Ländern noch immer bei 40% und darüber. Bei den Frauen hat die Prävalenz der Raucher in 8 Ländern deutlich zugenommen, in diesen Ländern raucht bereits fast jede dritte Frau.

3.1.2 Zigarren- und Pfeifenrauchen

Zigarren- und Pfeifenrauch unterscheidet sich nicht in der carcinogenen Aktivität von Zigarettenrauch. Ein gegenüber Nichtrauchern erhöhtes Lungenkrebsrisiko von Zigarren- und Pfeifenrauchern konnte bereits in den frühen epidemiologischen Untersuchungen nachgewiesen werden. Die, verglichen mit Zigarettenrauchern, geringere Risikozunahme wurde auf unterschiedliche Inhalationsgewohnheiten zurückgeführt, da der alkalische Pfeifen- und Zigarrenrauch (Irritation der Bron-

Tabelle 3. Prozentanteil der Raucher nach Geschlecht in den Ländern der Europäischen Union, 1987/88 und 1994/95 [6]

	Männer		Frauen	
	1987/88	1994/95	1987/88	1994/95
Belgien	45	41	29	28
Dänemark	46	44	45	44
Deutschland (W)	43	40	28	24
Finnland	36[a]	30	18[a]	20
Frankreich	45	44	28	31
Griechenland	62	49	25	28
Irland	38	36	32	27
Italien	40	38	27	26
Luxemburg	37	34	31	28
Niederlande	49	45	39	36
Österreich [7]	40	45	21	30
Portugal	46	38	12	15
Schweden	36[b]	21	33[b]	22
Spanien	52	44	27	26
Großbritannien	40	36	31	30

[a] 1978
[b] 1980

chialschleimhaut) in der Regel nicht inhaliert wird. Neueste Ergebnisse aus Europa zeigen, daß sich das Lungenkrebsrisiko (OR) von Zigarren- und Zigarillorauchern und Pfeifenrauchern nur wenig von Zigarettenrauchern unterscheidet [3]. Die OR von Zigarren- und Zigarillorauchern betrug 9,0 (95% Confidenzintervall [CI] 5,8–14,1), von Pfeifenrauchern 7,9 (95% CI 5,3–11,8) und von Zigarettenrauchern 14,9 (95% CI 12,3–18,1). Die einzelnen Tabakprodukte unterscheiden sich auch nicht in ihrer Dosis-Wirkungs-Beziehung (Alter bei Rauchbeginn, Jahre geraucht, Tabakmenge pro Tag).

Derzeit ist der Anteil der Zigarren- und Pfeifenraucher sehr gering und beschränkt sich fast ausschließlich auf Männer (in Österreich < 1%). Die zunehmende soziale Akzeptanz des Zigarrenrauchens ist jedoch besorgniserregend, da sie negative Auswirkungen auf die Inzidenz des Bronchuscarcinoms haben wird.

3.1.3 Passivrauchen

Passiv inhalierter Tabakrauch setzt sich aus Nebenstromrauch und exhaliertem Hauptstromrauch zusammen. In diesem Stoffgemisch sind carcinogene Einzelsubstanzen enthalten, wenn auch in anderen Konzentrationen als im Hauptstromrauch, den der aktive Raucher inhaliert. Eine lungencarcinogene Wirkung ist daher plausibel. Metaanalysen ergaben ein relatives Risiko von 1,35 mit einem 95% CI von 1,2–1,52 [13] und liegen in der Größenordnung des Risikobereiches von 1,03–1,36, der sich aus dosimetrischen Angaben ableiten läßt [17]. Keine signifikanten Ergebnisse ergab eine in Europa durchgeführte multizentrische Studie [2]. Personen, die zu Hause und am Arbeitsplatz exponiert waren, haben ein Lungenkrebsrisiko von OR = 1,17 (95% CI 0,94–1,45). Weiters bestand eine schwach ausgeprägte Dosis-Wirkungs-Beziehung (1–36 Jahre exponiert: OR = 1,11, 37–43 Jahre: OR = 1,26, ≥ 44 Jahre: 1,29) sowie eine inverse Beziehung mit der Zeitdauer nach Beendigung der Exposition.

3.2 Berufliche Noxen

Berufliche Expositionen waren die ersten Ursachen, deren Bedeutung für das Entstehen von Lungenkrebs erkannt wurde. Zu den ätiologisch bedeutendsten lungencarcinogenen Stoffen/Stoffgruppen zählen: Asbest, Arsen, Cadmium, Chrom, Nikkel, ionisierende Strahlen (Uranstaub, Radon), Bis(chlormethyl)ether, Vinylchlorid, Hochofen-, Kokereigase und Petrochemie (polyzyklische Kohlenwasserstoffe) [Übersicht in 14]. Bei einigen dieser Stoffe besteht eine synergistische Wirkung mit dem Tabakkonsum (z. B. Asbest, Radon). Die berufsbedingten Risiken (adjustiert für Alter und Tabakkonsum), die in Fall-Kontroll-Studien ermittelt wurden, liegen in der Größenordnung von 1,2 bis 2,7; höhere Risiken (R > 10) werden nur bei hohen Asbestexpositionen und im Uranbergbau beobachtet [Übersicht in 4, 14]. Der Anteil der berufsbedingten Lungenkrebsfälle kann bis zu 40% betragen [14]. Die Abschätzung des berufsbedingten Risikos gilt aber nur für das untersuchte Kollektiv exponierter Personen (ist also gebunden an Personen, Ort und Zeit) und erlaubt keinen Rückschluß auf den tatsächlichen Anteil berufsbedingter Bronchuscarcinome in der Gesamtbevölkerung.

Durch Arbeitsschutzmaßnahmen und Änderung von Produktionsabläufen konnten Expositionen gegenüber bekannten Carcinogenen eliminiert bzw. reduziert werden. Die Suche nach berufsbedingten Risiken muß weitergeführt werden, um bislang unbekannte Risiken aufzudecken, da neue industrielle Verfahren Expositionen gegenüber neuen Noxen bzw. neuen Stoffgemischen zur Folge haben könnten.

3.3 Luftverschmutzung

Neben dem Tabakrauchen wurde als alternative Erklärung für die steigenden Lungenkrebsraten eine zunehmende Luftverschmutzung, vor allem durch Kohleverbrennung in den Ballungsgebieten, als Ursache diskutiert. Aus epidemiologischer Sicht ist dies nicht ganz plausibel, da die Zunahme primär Männer betroffen hat und die Luftverschmutzung durch Kohleverbrennung bereits im 19. Jahrhundert eingesetzt hat, lange bevor die Lungenkrebsinzidenz zugenommen hat. Ein Teil des sogenannten „Stadtfaktors" konnte durch den höheren Anteil von Rauchern und eine höhere Präsenz von Berufen mit Expositionsrisiko in Städten erklärt werden. Ein gewisses, wenn auch geringes, Risiko seitens der Luftverschmutzung scheint aber plausibel, da eine Reihe carcinogener Substanzen in der Luft nachzuweisen sind. Als Leitsubstanz wird Benzo(a)pyren (BaP) angesehen. In den 50er und 60er Jahren wurden in Europäischen Städten BaP-Jahresmittelwerte von 1 bis über 100 ng/m^3 gemessen [21]. Abgasreinigung bei Großfeueranlagen und der Rückgang von Kohleheizungen haben zu einer wesentlichen Verbesserung der Luftqualität geführt und die BaP-Immission in Ballungsgebieten auf durchschnittlich 5 ng/m³ reduziert. Für eine lebenslange (70 Jahre) Exposition von 5ng BaP pro m³ kann mittels Unit Risk [21] ein zusätzliches Risiko von 0,6/100.000/Jahr berechnet werden.

Die Schwierigkeiten, das Risiko durch Luftverschmutzung mittels epidemiologischer Studien nachzuweisen, liegt in der Kontrolle der Störfaktoren (z. B. aktives Rauchen, Passivrauchen und berufliche Exposition) und in der Erfassung der qualitativen und quantitativen Veränderungen der Luftverschmutzung. Die beobachteten Risiken sind gering und meist nicht signifikant. Fall-Kontroll-Studien ergaben für Niemalsraucher in Städten, verglichen mit Niemalsrauchern auf dem Land, ein erhöhtes Lungenkrebsrisiko in der Größenordnung von 1,1–1,4 [Übersicht in 15].

3.4 Natürliche Radonbelastung

Die Hypothese, daß Radon in der Umwelt zum Lungenkrebsrisiko beitragen kann [Übersicht in 4], wurde aus der Luftverschmutzung durch Kohleverbrennung abgeleitet, weil dabei auch Radon freigesetzt wird. Der Nachweis der Innenraumbelastung durch Radon, es kann von bestimmten Baumaterialien und aus dem Boden emittiert werden, war ein weiterer Hinweis. Die Extrapolation der Erkenntnisse aus dem Uranbergbau ergab einen Anteil der durch die natürliche Radonbelastung in Häusern induzierten Lungenkrebsfälle von 10% für die USA und 6% für Großbritannien. Die Risiken von exponierten Personen gegenüber nicht exponierten Personen, die in epidemiologischen Studien ermittelt wurden, liegen in der Größenordnung von 1,7–2,4 und sind meist nicht signifikant. Eine neuere Untersuchung aus Schweden konnte eine signifikante dosisabhängige Wirkung nachweisen, die mit den aus dem Uranbergbau abgeleiteten Daten übereinstimmt [12]. Die Ergebnisse dieser Untersuchung weisen auch auf eine multiplikative Wirkung zwischen Radonbelastung und Tabakkonsum hin. Daraus läßt sich ableiten, daß durch die Reduzierung des Tabakkonsums in der Bevölkerung der Anteil tabakassoziierter Krankheiten und der Anteil der durch Radon induzierten Bronchuscarcinome abgesenkt werden kann.

3.5 Ernährung

Aus Laboruntersuchungen und epidemiologischen Studien mehren sich Hinweise, daß Ernährungsfaktoren das Lungenkrebsrisiko beeinflussen können. Analytische Studien zeigen sowohl eine Risikoerhöhung als auch eine protektive Wirkung im Zusammenhang mit der Ernährung und assoziierten Faktoren [Übersicht in 22]. Vor allem ein Mangel an Vitaminen und eine hohe Aufnahme tierischer Fette soll das Risiko erhöhen. Die beobachteten Risiken (adjustiert für Rauchen) liegen im Bereich von 1,3 bis 3,3. Die protektiven Werte liegen in der Größenordnung von 0,3 bis 0,9. Verglichen mit Risiken gegenüber anderen exogenen Noxen (z. B. Tabak) ist bei diesen Werten zu beachten, daß bei der Ernährung als Basis für den Vergleich immer die niedrigste Expositionsdosis herangezogen wird und nicht eine Null-Exposition. Analoges gilt für protektive Werte. Diese scheinbar niedrigen Ausprägungen können daher große präventive Potentiale enthalten, wenn in der Bevölkerung die

Prävalenzen der „Risikoexpositionen" hoch und der „protektiven Expositionen" niedrig sind. Der derzeitige Stand des Wissens über Ernährung und assoziierten Faktoren und Lungenkrebs läßt sich wie folgt zusammenfassen [22]:

Zunahme des Risikos:

– Ein Zusammenhang mit Fettkonsum insgesamt, Konsum tierischer Fette, Cholesterin und Alkohol gilt als möglich.

Abnahme des Risikos:

– Ein Zusammenhang mit Obst- und Gemüsekonsum gilt als gesichert; ebenso mit körperlicher Aktivität (nur gegenüber Coloncarcinom).
– Ein Zusammenhang mit Carotinoiden gilt als wahrscheinlich.
– Ein Zusammenhang mit Vitamin C und E sowie Selen gilt als möglich; ebenso mit körperlicher Aktivität.
– Möglicherweise besteht kein Zusammenhang mit der Aufnahme von Retinol.

4. Anmerkungen zur Prävention

Eine wesentliche Reduktion der Bronchuscarcinominzidenz kann nur über eine Einflußnahme auf den Tabakkonsum erreicht werden. Ziel präventiver Maßnahmen muß die Erhaltung bzw. die Wiederherstellung der Tabakabstinenz sein. In der Umsetzung dieser Ziele bestehen Unterschiede zwischen den einzelnen EU-Ländern, in nur wenigen Ländern konnte die Prävalenz der Nichtraucher bei Männern und Frauen wesentlich erhöht werden (Tab. 3). Eine besonders ungünstige Entwicklung zeichnet sich bei Jugendlichen ab. Mit Ausnahme von Finnland, Frankreich und Schweden nimmt die Zahl der jugendlichen Raucher und Raucherinnen in den EU-Ländern zu [6]. Wenn dieser Entwicklung nicht Einhalt geboten werden kann, muß auf lange Sicht betrachtet mit einem verstärkten Anstieg der Lungenkrebsinzidenz bei Frauen und einer Trendumkehr bei Männern gerechnet werden.

Literatur

[1] Berrino F, Sant M, Verdecchia A, Capocaccia R, et al. (1995) Survival of Cancer Patients in Europe: The EUROCARE Study (IARC Scientific Publications No 132), S. 244. International Agency for Research on Cancer, Lyon.

[2] Boffetta P, Aguado A, Ahrens W, et al. (1998) Multicenter case control study of exposure to environmental tobacco smoke and lung cancer in Europe. J Natl Cancer Inst 90: 1440–1450.

[3] Boffetta P, Pershagen G, Jöckel KH, et al. (1999) Cigar and pipe smoking and lung cancer risk: A multicenter study from Europe. J Natl Cancer Inst 91: 697–701.

[4] Darby SC, Samet JM (1994) Radon. In: Samet JM (Hrsg.) Epidemiology of Lung Cancer, S. 219–241. Marcel Dekker, New York, Basel, Hong Kong.

[5] Doll R, Hill AB (1950) Smoking and carcinoma of the lung. Br Med J 2: 739–748.

[6] Europe against Cancer (1999) European Network for Smoking Prevention, Brüssel.

[7] Haidinger G, Waldhoer T, Vutuc Ch (1998) The prevalence of smoking in Austria. Prev Med 27: 50–55.

[8] Levin M, Goldstein L, Gerhardt PR (1950) Cancer and tobacco smoking. JAMA 143: 336–338.

[9] Lickint F (1935) Der Bronchialkrebs der Raucher. Münch Med Wochenschr 2: 1232–1234.

[10] Lubin JH, Blot WJ, Berrino F, et al. (1984) Patterns of lung cancer risk according to type of cigarette smoked. Int J Cancer 33: 569–576.

[11] Müller FH (1939) Tabakmißbrauch und Lungencarcinom. Z Krebsforschung 49: 57–85.

[12] Pershagen G, Akerblom G, Axelson O, et al. (1994) Residential radon exposure and lung cancer in Sweden. N Engl J Med 330: 159–164.

[13] Sarraci P, Riboli E (1989) Passive smoking and lung cancer: Current evidence and ongoing studies at the International Agency for Research on Cancer. Mutation Research 22: 117–127.

[14] Simonato L, Vineis P, Fletcher C (1988) Estimates of the proportion of lung cancer attributable to occupational exposure. Carcinogenesis 9: 1159–1165.

[15] Speizer EF, Samet JM (1994) Air pollution and lung cancer. In: Samet JM (Hrsg.) Epidemiology of Lung Cancer, S. 131–150. Marcel Dekker, New York, Basel, Hong Kong.

[16] Schairer R, Schöniger E (1943) Lungenkrebs und Tabakverbrauch. Z Krebsforsch 54: 261–269.

[17] Vutuc Ch (1984) Lungenkrebsrisiko und Passivrauchen: Quantitative Überlegungen. Zbl Bakt Hyg I Abt Orig B 177: 90–95.

[18] Vutuc Ch, Gredler B (1986) Lung cancer in Austria: Present and future trends. Eur J Epidemiol 2: 158–162.

[19] Vutuc Ch, Waldhör T, Haidinger G, Ahmad F, Micksche M (1999) The burden of cancer in Austria. Eur J Cancer Prev 8: 49–55.

[20] Wassink WF (1948) Onstaansvoorwarsden voor Longkranker. Med Tijdschr Geneesk 92: 3731–3747.

[21] World Health Organisation (1987) Air quality guidelines for Europe. WHO Reg Publ Europ Ser No 23, S. 105–117, Genf.

[22] World Cancer Research Fund – American Institute of Cancer Research (1997) Food, Nutrition and the Prevention of Cancer: A Global Perspective, S. 130. Banta Book Group, Mebasha, USA.

[23] Wynder EL, Graham EA (1950) Tobacco smoking as a possible etiologic factor in bronchogenic carcinoma. JAMA 143: 329–336.

[24] Wynder EL, Graham EA, Croninger AB (1953) Experimental production of carcinoma with cigarette tar. Cancer Res 13: 855–864.

Korrespondenz: Prof. Dr. Christian Vutuc, Prof. Dr. Gerald Haidinger, Abteilung für Epidemiologie, Institut für Krebsforschung der Universität Wien, Borschkegasse 8a, A-1090 Wien, Österreich. Tel.: +43 1 4277 65180 (Vutuc), Fax: +43 1 4277 65198, E-Mail: christian.vutuc@univie.ac.at

Strahlentherapie*

Peter Lukas

Das Bronchialcarcinom repräsentiert eine der größten gesundheitspolitischen Herausforderungen unserer Zeit. Obwohl die Behandlungserfolge in den letzten Jahren keine bedeutenden Fortschritte zeigten, so können doch aufgrund der weltweit riesigen Patientenzahlen kleine Schritte in der Verbesserung der Behandlungsergebnisse eine sehr große Zahl von Patienten betreffen.

Die Unterteilung des Bronchialcarcinoms in kleinzellige und nichtkleinzellige Malignome ist eher historisch zu sehen. Die früher geäußerte Ansicht, das kleinzellige Carcinom sei eher eine systemische Erkrankung, das nichtkleinzellige Carcinom eher ein Problem der lokalen Kontrolle, verwischt sich mehr und mehr. Im wesentlichen ist es die Fernmetastasierung, die die Behandlungsergebnisse bestimmt.

Nach wie vor sind die Chirurgie, die Strahlentherapie und die Chemotherapie Säulen in der Behandlung des Bronchialcarcinoms. Die Chirurgie bleibt die primäre kurative Methode, allerdings weist der Großteil der Patienten zum Zeitpunkt der Diagnose einen nicht mehr oder nur noch grenzwertig resektablen Tumor auf.

Folgende Indikationen zur Radiotherapie bzw. Radiochemotherapie bei nichtkleinzelligen Neoplasien der Lunge sind denkbar:

1. Aus medizinischen Gründen nicht operable Patienten aller Stadien.
2. Adjuvante Therapie bei R0-resezierten, jedoch nodalpositiven Patienten.
3. Additive Therapie bei R1-resezierten Patienten.
4. Neoadjuvante Radiochemotherapie bei primär nicht R0-resektabel erscheinenden Patienten im Stadium IIIA und IIIB.

---

* Das Manuskript wurde in Anlehnung an die beiden diesjährigen Refresherkurse beim ASTRO (San Antonio 1999), William T. Sause, MD: Non-Small Cell Lung Cancer und Andrew T. Turrisi, III, MD: ASTRO Small-Cell Lung Cancer Syllabus: 1999, verfaßt.

5. Primäre Radio- bzw. Radiochemotherapie bei Patienten mit nicht resektablen Tumoren.

Nicht operable Patienten aller Stadien

Wesentlicher prognostischer Faktor bei der Bestrahlung nichtkleinzelliger Neoplasien der Lunge im klinischen Stadium I ist die Größe des Primärtumors. So wurden 3-Jahresüberlebensraten von 30% für Tumoren kleiner als 3 cm, 17% für Tumoren zwischen 3 und 6 cm, 0% für Tumoren größer als 6 cm berichtet (Sandler 1990). Eine weitere Studie (Noordijk 1988) berichtet über 5-Jahresüberlebensraten von 38% für Tumoren kleiner als 2 cm, 22% für Tumoren zwischen 2 und 3 cm, 5% für Tumoren zwischen 3 und 4 cm, 0% für Tumoren größer als 4 cm.

Das mediane Überleben im Stadium T1 sinkt auf die Hälfte, wenn eine lokale Kontrolle nicht erreicht werden kann (Dosoretz 1996). Aus diesem Grunde ist bei Patienten mit kleinen Läsionen ein aggressives Vorgehen in Form einer kombinierten Radiochemotherapie und der Verwendung von Dosen ~ 70 Gy für das Erreichen der lokalen Kontrolle indiziert. Bei höheren Stadien ist eine individuelle Anpassung der Therapie zum Erreichen des optimalen therapeutischen Effektes unbedingt notwendig.

Adjuvante Therapie bei R0-resezierten, nodalpositiven Patienten

Eine adjuvante Radio- bzw. Radiochemotherapie ist denkbar in den Stadien T1, T2, T3, N-positiv bei erreichter R0-Resektion. Zur Beantwortung eines möglichen Benefits für Patienten im Stadium II und III durch eine adjuvante Radiotherapie nach kompletter Resektion gibt es nur eine prospektive, randomisierte Studie in Amerika (Weisenburger 1986, Lung-Cancer-Study-Group), die keinen Überlebensvorteil für eine postoperative Radiotherapie zeigen konnte. Sie zeigt jedoch einen deutlichen Vorteil bezüglich der lokalen Kontrolle bei nur einem Versagen in der postoperativen Radiotherapiegruppe gegen 21 Versagen in der Gruppe der alleinig chirurgisch behandelten Patienten.

Die Ergebnisse der Lung-Cancer-Study-Group werden jedoch nicht unbedingt als konklusiv betrachtet, da in dieser Studie N1- und N2-Patienten kombiniert wurden und eine Aussage über eine Untergruppe aufgrund der dann niedrigen Patientenzahlen nicht aussagekräftig wäre.

Die Ergebnisse einer Vielzahl von retrospektiven Studien zeigen sehr wohl Vorteile für die postoperative Radio- bzw. Radiochemotherapie. Hier scheint es jedoch Unterschiede zwischen Patienten mit Adenocarcinomen und solchen mit Plattenepithelcarcinomen zu geben, wobei letztere zwar in einem geringeren Maße, jedoch noch deutlich von der postoperativen Radiotherapie zu profitieren scheinen (Choi 1980). Für Patienten im Stadium N2 nach kompletter Tumorresektion berichtet Kirsh (Kirsh 1982) Fünfjahresüberlebensraten von 26% nach adjuvanter Radiotherapie gegen 0% nach alleiniger Chirurgie.

Die Rolle einer zusätzlichen adjuvanten Chemotherapie für N-positive Patienten ist noch nicht definitiv geklärt.

Additive Therapie bei R1-resezierten Patienten

Zur Rolle der Strahlentherapie nach histopathologischer R1-Resektion liegen nur wenige Daten vor. Es müssen jedoch im Stadium II und III aufgrund der hohen Lokalrezidivraten bei alleiniger Chirurgie nahezu alle Patienten als marginal resezierbar betrachtet werden, sodaß hierbei eine postoperative Radiotherapie zumindest in Erwägung gezogen werden sollte. Bei nachgewiesener R1-Resektion scheint sie auf jeden Fall indiziert.

Neoadjuvante Radiochemotherapie bei primär nicht R0-resektabel erscheinenden Patienten im Stadium IIIA und IIIB

Eine erfolgversprechende Entwicklung deutet sich bei der Behandlung von Patienten im Stadium IIIA und IIIB an. Eine Reihe von Studien deutet darauf hin, daß eine neoadjuvante Chemo- bzw. Radiochemotherapie Patienten, die nur marginal resektabel erscheinen, in primär R0-resektable und damit kurativ behandelbare Patienten umwandelt. Die South-West-Oncology Group publizierte 1993 eine multizentrische Phase-II-Studie (Rusch 1993, Albain 1999), in der Cisplatin und Etoposit kombiniert wurden und eine simultane Radiotherapie mit 45 Gy durchgeführt wurde. Eine Zweijahresüberlebensrate von 39% bei einer Resektionsrate von 63% war signifikant besser als die einer historischen Kontrollgruppe. Eine deutsche Multicenterstudie aus Münster (Rübe 1997) kombinierte eine neoadjuvante Chemotherapie unter Verwendung von Carboplatin, Ifosfamid, Etoposid und Vindesin mit einer simultanen hyperfraktionierten Radiochemotherapie (Einzeldosis 1,5 Gy zweimal täglich bis zu einer Gesamtdosis von 45 Gy). Vorläufige Ergebnisse zeigen eine hohe Anzahl an partiellen oder kompletten Tumorregressionen (7 von 40 Komplettremissionen). Die Überlebensdaten dieser Studie müssen abgewartet werden.

Primäre Radio- bzw. Radiochemotherapie bei Patienten mit nicht resektablen Tumoren

Die Erfolge der primären Radiotherapie bei nichtresektablen Patienten sind dosis- und volumenabhängig. So sind die Einjahresüberlebensraten bei Dosen kleiner als 65 Gy kleiner als 40%, Dosen über 65 Gy 63% (Schaake-Koning 1992). Konnte die Größe des Boostvolumens unter 100 cm^2 gehalten werden, stieg diese auf 72%. Weitere prognostische Faktoren in dieser Studie waren die Lokalisation und der Performance-Status. Keine Korrelation ergab sich aus dem TNM-Stadium und der Pathologie.

Ein weiterer Fortschritt ist aus der Kombination von Chemo- und Radiotherapie zu erwarten: So ergab die 1996 von Dillman im Journal des National Cancer Institutes publizierte Studie (Dillman 1996), die einen Strahlentherapiearm mit 60 Gy in 33 Fraktionen gegen einen Arm mit zusätzlicher *sequentieller* Cisplatin-Therapie randomisiert verglich, nach 7 Jahren Follow-up ein medianes Überleben in der reinen Radiotherapiegruppe von 9,7 Monaten im Vergleich zu 13,8 Monaten im Kombinationsarm. Die Ergebnisse waren statistisch mit $p = 0,012$ signifikant. Drei von sechs randomisierten Studien (Dillman 1990, Le Chevalier 1991, Sause 1995) zur *sequentiellen* Radiochemotherapie beim nichtkleinzelligen Bronchialcarcinom zeigten einen signifikanten Vorteil im medianen Überleben und in den Überlebensraten nach einem, zwei und drei Jahren. Die negativen Studien zu diesem Thema (Mattson 1988, Morton 1988, Trovo 1992) verwendeten entweder keine platinhältigen Substanzen oder beinhalteten insuffiziente Strahlentherapieschemata.

Ebenfalls positive Ergebnisse brachte die Studie aus dem Netherlands-Cancer-Institute, im Namen der EORTC durchgeführt und publiziert im New England Journal of Medicine (Schaake-Koning 1992). Hier wurde in 3 Arme randomisiert mit einem Split-course-Verfahren von 10×3 Gy, 3 Wochen Pause und $10 \times 2{,}5$ Gy anschließend, wobei die beiden Radiochemotherapie-Arme *simultan* a) mit Cisplatin 30 mg pro m^2 Körperoberfläche wöchentlich und b) mit Cisplatin 6 mg pro m^2 Körperoberfläche täglich durchgeführt wurden. Die Ergebnisse zeigten Dreijahresüberlebensraten im Radiotherapiearm von 2%, im wöchentlichen Cisplatin-Arm von 13% und im täglichen Cisplatin-Arm von 16%. In Jugoslawien (Jeremic 1995) erschien 1995 eine randomisierte Studie mit hyperfraktionierter Radiotherapie (1,2 Gy zweimal täglich), wobei zwei *simultane* Kombinationsarme mit Carboplatin/VP16 wöchentlich, oder in Woche 1, 3 und 5 gegeben, gegen einen alleinigen Radiotherapiearm verglichen wurden. Hier war das mediane Überleben 8 Monate im Radiotherapiearm gegenüber 18 Monaten im Kombinationsarm mit wöchentlicher simultaner Chemotherapie und 13 Monaten im Arm mit simultaner Chemotherapie in den Wochen 1, 3 und 5. Die entsprechenden 5-Jahresüberlebensraten betrugen 4,9%, 21% und 16%.

Zwei Phase-II-Studien (Shaw 1993, Lee 1994) betrachteten die Kombination von Cisplatin und VP16 mit simultaner akzelerierter oder hyperfraktionierter Radiotherapie und ergaben 2-Jahresüberlebensraten von 51% bzw. 35%.

Die erfolgversprechenden Überlebenszahlen dürfen jedoch nicht darüber hinwegtäuschen, daß die neuen Kombinationsschemata zum Teil mit erheblichen Toxizitäten verbunden sind: In den Studien zur simultanen Radiochemotherapie erlitt etwa ein Drittel aller behandelten Patienten Akuttoxizitäten Grad III oder höher. Deshalb müssen die chemotherapeutischen Agenzien, Zeitabläufe und Bestrahlungstechniken optimal aufeinander abgestimmt werden, eine Aufgabe, deren Lösung künftigen prospektiven Studien vorbehalten bleibt.

Völlig offen, wenn auch vielversprechend, ist derzeit die Kombination von Radiotherapie und neuen chemotherapeutischen Agenzien wie Taxanen, Campotecinen, Gemcitabinen, Vinorelbinen, Edatrexaten oder Nitrosoureas. Diese Substanzen, sämtliche potente Radiosensitizer, müssen in neuen Studien getestet werden. So wird z. B. demnächst in Österreich durch den Arbeitskreis Bronchuscarcinom eine Induktionstherapie mit Taxotere und CDDP vor einer simultanen Radiochemotherapie und folgender adjuvanter Therapie mit Taxotere beim nicht resezierbaren NSCLC prospektiv überprüft.

Zusammenfassung

Das multidisziplinäre Vorgehen beim nichtkleinzelligen Bronchialcarcinom außerhalb von Studien kann nach einer Empfehlung der Universität Rochester, Cancer Center, (modifiziert nach Salazar 1993) derzeit folgendermaßen empfohlen werden (Tab. 1):

Tabelle 1. Multidisziplinäres Vorgehen beim nichtkleinzelligen Bronchialcarcinom außerhalb von Studien (Empfehlungen der Univ. Rochester (Cancer Center) modifiziert nach Salazar 1993)

Stadium TNM		Operatives Vorgehen	Radiotherapeutisches Vorgehen
I	T1/2 N0 M0	radikale OP	keine RT
II	T1/2 N1 M0	radikale OP, ggf. neoadj. Chemoth.	optionale postop. RT (50 Gy)
IIIA	T1/2 N2 M0 T3 N0-3 M0	radikale OP, ggf. neoadj. Chemoth.	postop. RT (50–60 Gy)
IIIB	jedes T N3 M0	im allg. inoperabel	falls inop. definitive RT bzw. RCHT (60 Gy [+] Gy)
		ausnahmsweise OP	siehe Stadium IIIA
IV	jedes T, jedes N, M1	keine OP	palliative RT

Im Stadium I ist das Standardvorgehen die radikale Operation ohne adjuvante Radiotherapie.

Im Stadium II besteht das Vorgehen in einer radikalen Operation mit einer optionalen postoperativen Radiotherapie von 50 Gy. Die Gabe einer platinhaltigen neoadjuvanten Chemotherapie ist möglich.

Im Stadium IIIA wird eine radikale Operation von einer postoperativen Radiotherapie in der Größenordnung 50 bis 60 Gy gefolgt. Auch hier ist die Gabe einer neoadjuvanten, platinhaltigen Chemotherapie möglich.

Das Stadium IIIB ist im allgemeinen inoperabel und wird durch eine definitive Radiotherapie mit 60 Gy oder mehr behandelt. In vielen universitären Zentren wird bei der primären Radiotherapie anstelle einer Dosiserhöhung über 60 Gy bei Patienten mit gutem Performancestatus, ohne Gewichtsverlust oder anderen Kontraindikationen gegen die Gabe von Chemotherapie, simultan eine Chemotherapie mit Platin und VP16 gegeben. Falls ausnahmsweise eine OP erfolgt, wird ein Vorgehen wie im Stadium IIIA gewählt, das heißt, einer radikalen Operation folgt die postoperative Radiotherapie mit 50 bis 60 Gy.

Im Stadium IV wird eine palliative Radiotherapie (gewöhnlicherweise mit Dosen um 50 Gy) durchgeführt.

Haupttodesursache auch bei den nichtkleinzelligen Bronchialcarcinomen ist die Fernmetastasierung. Aus diesen Gründen werden die Behandlungsschemata von Nichtkleinzellern und Kleinzellern in Zukunft näher zusammenrücken.

Radiotherapie des kleinzelligen Bronchialcarcinoms

Die von Salazar 1993 (Salazar 1993) vorgeschlagene Vorgehensweise (Tab. 2) beim kleinzelligen Bronchialcarcinom wird in den meisten Zentren heute noch unverändert durchgeführt. Diese ergibt im Stadium T1/2 N0, M0 in selektionierten Fällen eine Lobektomie mit einer postoperativen, lokoregionären Radiotherapie von 50 Gy nach Chemotherapie. Ansonsten wird in den Stadien T1 bis T4, N0 bis N3, M0 eine Chemotherapie mit Cisplatin und Etoposid gegeben, der eine konsolidierende, lokoregionäre Radiotherapie mit 50 Gy folgt, wobei in vielen Zentren nach einer Vollre-

Tabelle 2. Kleinzelliges BC (Salazar, 1993)

T 1/2 N0 M0	Lobektomie	Postoperative, lokoreg. Radiotherapie (selektioniert) 50 Gy nach Chemotherapie
T1-4 N0-3 M0	Chemotherapie	Konsolidierende, lokoregion. RTx (50 Gy) PCI (30 Gy)
M1-Fälle	Chemotherapie	Selekt. Lokale Rtx (30–50 Gy), Schmerzbestr. ect.

mission eine prophylaktische Schädelbestrahlung von 30 Gy in 2 Gy Einzeldosen angeschlossen wird.

M1-Fälle werden mit Chemotherapie und einer selektionierten lokalen Radiotherapie in der Größenordnung von 30 bis 50 Gy behandelt, eventuell erfolgen Schmerzbestrahlungen oder Stabilisierungsbestrahlungen.

Diese Schemata wurden in letzter Zeit modifiziert, da durch die moderate Strahlentherapiedosis von 45 bis 50 Gy nach mehr als zwei Jahren Lokalrezidive in 50 bis 75% auftraten, wobei, wenn Dosen von 60 Gy angewandt werden, diese Rate auf 3% fällt (Papac 1987, Perry 1987, Work 1997). Aufgrund einer Dosiseskalationsstudie von Choi (Choi 1998) werden nun alle Pilotstudien in den USA mit Dosen von 60 Gy oder mehr durchgeführt. Auch gibt es Hinweise darauf, daß eine simultane Radiochemotherapie bessere Ergebnisse erzielen könnte als eine sequentielle Therapie, wie es an anderen Tumorentitäten nachgewiesen werden konnte.

Ebenso scheint die Wahl der Bestrahlungsfelder einer Wandlung unterworfen zu sein. Waren es früher große Felder unter Einschluß der Supraclaviculargruben, so werden die Bestrahlungsfelder in modernen, insbesondere simultanen Therapieschemata deutlich kleiner, um die Nebenwirkungsraten an Normalgeweben zu reduzieren. Weiterhin stehen hyperfraktionierte Bestrahlungsschemata mit 2 bis 3mal täglicher Gabe von reduzierten Einzeldosen, wie auch beim NSCLC, derzeit zur Diskussion.

Die prophylaktische Schädelbestrahlung muß nach einer Metaanalyse, die 1998 in den Proceedings der American Society of Clinical Oncology publiziert wurde (Arriagada 1998), als eine Option zur Verbesserung des Überlebens angesehen werden. Die Applikationsschemata bewegen sich zwischen 24 Gy in 3 Gy Einzeldosen und 36 Gy in 2 Gy Einzeldosen, wobei die Empfehlungen neueren Datums eher hin zu niedrigeren Einzeldosen (1,8–2,0 Gy) bei einer Gesamtdosis von ca. 30 Gy zur Vermeidung von Neurotoxizitäten gehen (Emami und Graham 1998).

Strahlentherapeutische Technik (nach Chao, Perez und Brady 1998)

Die Strahlentherapie muß nach modernen Verfahren, d. h. unter Zuhilfenahme einer computergestützten dreidimensionalen Bestrahlungsplanung an modernen Linearbeschleunigern, durchgeführt werden. Die Zielvolumina (Primärtumor und Lymphabflußwege) orientieren sich an den Ergebnissen lege arte durchgeführter, moderner Schnittbildverfahren (Spiral- oder Dünn-Schichtcomputertomographie ohne und mit entsprechender Kontrastmittelgabe, Magnetresonanztomographie oder auch der

Kombination beider Verfahren). Eine weitere, eigens zur Bestrahlungsplanung mit der entsprechenden Lagerung des Patienten durchgeführte native Computertomographie ist notwendig.

Die Eintrittsfelder sollten einen Sicherheitssaum von zwei Zentimetern um jeglichen „gross tumor"-Anteil und von einem Zentimeter um elektiv behandelte Lymphknotenareale aufweisen.

Irregulär geformte Felder mit speziell geformten sekundären Blöcken oder Multi-leaf-Kollimatorfelder sollten zur bestmöglichen Schonung von Normalgeweben bevorzugt werden.

Mehrfeldertechniken sind notwendig, um die Rückenmarksbelastung unter 45 Gy zu halten.

Die sich verändernde Oberfläche der Brustwand führt zu unterschiedlichen Quelle-Tumor-Abständen über dem Bestrahlungsfeld, wodurch eine nicht uniforme Dosisverteilung entsteht. Dies wird durch Kompensationsfilter ausgeglichen.

Seitliche Gegenfelder zur Verabreichung eines Boosts sollten wegen der damit verbundenen möglichen Überdosierung der normalen Lunge möglichst vermieden werden.

Ein dorsaler Block zur Schonung des Rückenmarks sollte wegen der möglichen Unterdosierung von Tumorgewebe möglichst nicht angewendet werden.

Beim NSCLC sind Gesamtdosen zwischen 40 und 79,2 Gy in Einzeldosen von 1,8 bis 2,0 Gy in Abhängigkeit vom Tumorstadium und Patientenstatus üblich.

Literatur

[1] Albain K, Rusch V. Crowley T, et al. (1999) Long term survival after concurrent cisplatin/etoposide (PE) plus chest radiotherapy (RT) followed by surgery in bulky, stages IIIa(N2) and IIIB non small cell lung cancer (NSCLC): 6-year outcomes from SW Oncol. Group Study 8805 ASCO 18: 467a.

[2] Arriagada R, Auperin A, Pignon J-P, et al. (1998) Prophylactic cranial irradiation overview in patients with small cell lung cancer in complete remission. Proc Am Soc Clin Oncol 17: 457a (abstr. 1758).

[3] Chao K, Clifford S, Perez Carlos A, Brady Luther W (1998) Radiation Oncology: Management Decisions, 31: Lung, S. 305ff. Lippincott–Raven, Philadelphia–New York.

[4] Choi NC (1991) Controversies in the role of postoperative radiotherapy in stages II and IIIA resected non-small-cell lung carcinoma. Int J Radiat Oncol Biol Phys 20: 1137–1141.

[5] Choi NCH, Grillo HC, Gardiello M, et al. (1980) Basis for new strategies in postoperative radiotherapy of bronchogenic carcinoma. Int J Radiat Oncol Biol Phys 6: 31–35.

[6] Dillman RO, Seagren SL, Herndon J, et al. (1996) Improved survival in stage III non-small cell lung cancer. Seven year follow-up of CALGB 8433. J Nat Cancer Inst 88: 1210–1215.

[7] Dillman RO, Seagren SL, Propert KJ, et al. (1990) A randomised trial of induction chemotherapy plus high-dose radiation versus radiation alone in stage III non-small-cell lung cancer. N Engl J Med 323: 940–945.

[8] Dosoretz DE, Galmarini D, Rubenstein JH, et al. (1996) Medically inoperable lung cancer: The role of radiation therapy. Seminars in Rad Oncol 6 (2): 98–104.

[9] Emami B, Graham W (1998) In: Perez CA, Brady LW (Hrsg.) Princ Prac of Rad

Oncol, 3rd Ed, Chapt. 46: Lung, S. 1181ff. Lippincott–Raven, Philadelphia–New York.

[10] Jeremic J, Shibamoto Y, Acimovic L, et al. (1997) Initial versus delayed accelerated hyperfractionated radiation therapy and concurrent chemotherapy in limited small-cell lung cancer: A randomized study. J Clin Oncol 15: 893–900.

[11] Kirsh MM, Sloan H (1982) Mediastinal metastases in bronchogenic carcinoma: Influence of postoperative irradiation, cell type, and location. Ann Thorac Surg 33: 459–463.

[12] Le Chevalier T, Arriagada R, Quoix E, et al. (1991) Radiotherapy alone versus combined chemotherapy and radiotherapy in nonresectable non-small-cell lung cancer: First analysis of a randomized trial in 353 patients. J Nat Cancer Inst 83: 417–423.

[13] Lee J, Scott C, Komaki R, et al. (1994) Concurrent chemoradiation therapy with oral VP-16 and cisplatin for locally advanced inoperable non-small cell lung cancer: RTOG protocol 91–06. Proc Am Soc Clin Oncol 13: 363.

[14] Mattson K, Holsti LR, Holsti P, et al. (1988) Inoperable non-small-cell lung cancer: Radiation with or without chemotherapy. Eur J Cancer Clin Oncol 24: 477–482.

[15] Morton RF, Jett JR, McGinnis WL, et al. (1991) Thoracic radiation therapy alone compared with combined chemoradiotherapy for locally unresectable non-small cell lung cancer. A randomized, phase III trial. Ann Intern Med 1 15: 681–686.

[16] Morton R, Jett J, Maher L (1998) Randomized trial of thoracic radiation therapy (TRT) with or without chemotherapy for treatment of locally unresectable non-small cell lung cancer (NSCLC) (Abstract). Presented at the American Society of Clinical Oncology, New Orleans.

[17] Noordijk EM, Clement P, Hermans J, et al. (1988) Radiotherapy as an alternative to surgery in elderly patients with resectable lung cancer. Radiotherapy and Oncology 13: 83–89.

[18] Rübe C, et al. (1997) Radio-oncologic therapeutic strategy in curative treatment of non-small-cell bronchial carcinoma. Schweiz-Rundsch-Med-Prax (Oct 15) 86 (42): 1654–1659.

[19] Rusch V, Albain K, Crowley J, et al. (1994) Neoadjuvant therapy: A novel and effective treatment for stage IIIb non-small cell lung cancer. Ann Thorac Surg 58: 290–295.

[20] Sandler HM, Curran WJ, Tumsi AT (1990) The influence of tumor size and pre-treatment staging on outcome following radiation therapy alone for stage 1 non-small-cell lung cancer. Int J Radiat Oncol Biol Phys 19: 9–13.

[21] Sause WT, Scott C, Taylor S, et al.: Radiation Therapy Oncology Group (RTOG 88-08) and Eastern Cooperative Oncology Group (ECOG) 4588 (1995) Preliminary results of a phase III trial in regionally advanced, unresectable non-small-cell lung cancer. J Nat Cancer Inst 87: 198–205.

[22] Schaake-Koning C, Van den Bogaert W, Dalesio O, et al. (1992) Effects of concomitant cisplatin and radiotherapy on inoperable non-small-cell lung cancer. N Engl J Med 326: 524–530.

[23] Shaw E, McGinnis W, Jett J, et al. (1993) Pilot study of accelerated hyperfractionated thoracic radiation therapy plus concomitant etoposide and cisplatin chemotherapy in patients with unresectable stage III non-small cell carcinoma of the lung. J Natl Cancer Inst 85: 321–322.

[24] Trovo MG, Minatel EM, Franchin G, et al. (1992) Radiotherapy versus radiotherapy enhanced by cisplatin in stage III non-small-cell lung cancer. Int J Radiat Oncol Biol Phys 24: 11–15.

[25] Weisenburger T, The Lung Cancer Study Group (1986) Effects of postoperative mediastinal radiation on completely resected stage II and stage III epidermoid cancer of the lung. N Engl J Med 315: 1377–1381.

Korrespondenz: Prof. Dipl.-Ing. Dr. med. Peter Lukas, Vorstand der Universitätsklinik für Strahlentherapie-Radioonkologie, Leopold-Franzens-Universität Innsbruck, Anichstraße 35, A-6020 Innsbruck, Österreich.

Experimentelle Therapieansätze

Christoph Wiltschke und *Wolfgang Köstler*

1. Einleitung

Trotz bedeutender Fortschritte auf dem Gebiet der Therapie des Bronchuscarcinoms ist insbesonders die Behandlung der fortgeschrittenen oder rezidivierten Stadien unbefriedigend. Neben Verbesserungen der chirurgischen, radiotherapeutischen und zytostatischen Therapien kommen auch zunehmend biologische Therapien zum Einsatz, die sich jedoch alle derzeit noch in einem experimentellen Stadium befinden. Unser zunehmendes Verständnis über molekularbiologische Grundlagen der Entstehung und des Wachstums von malignen Tumoren hat uns gezeigt, daß ein großer Teil der Bronchuscarcinome mit bestimmten Genveränderungen einhergeht. Im derzeitigen Stadium wird versucht, aus der Analyse solcher molekularbiologischer Marker eine genauere Tumorcharakterisierung und damit eine exaktere Prognose und im Idealfall prädiktiv eine spezifische Therapiestrategie zu erstellen. Die Entwicklung der rekombinanten DNA-Technologie gibt uns jedoch auch die Möglichkeit, direkt in die Regulation dieser Tumorentstehung und -ausbreitung einzugreifen und damit Defekte zu korrigieren oder zu kompensieren. Die Ergebnisse der grundlagenwissenschaftlichen Forschung beginnen nun auch Eingang in die Klinik zu finden. Auch in der Behandlung des Bronchuscarcinoms sind erste Ergebnisse über experimentelle Therapien vorhanden, allerdings ergeben sich daraus noch keine klaren Indikationen. Im folgenden soll in einer kurzen Übersicht auf die Ergebnisse experimenteller Therapieansätze eingegangen werden, wobei allerdings aufgrund der Vielfalt der Möglichkeiten kein Anspruch auf Vollständigkeit erhoben wird.

2. Therapeutischer Einsatz von Zytokinen

Die Anwendung von Interferonen, vor allem Interferon-α (IFN-α), zumeist in Kombinationsregimen mit Polychemotherapie repräsentiert einen der häufigsten experimentellen Therapieansätze in der Therapie sowohl des kleinzelligen (SCLC) wie auch des nicht kleinzelligen Bronchuscarcinoms (NSCLC) und basiert im wesentlichen auf einem in vitro beobachteten immunmodulierenden sowie einem synergistischen antiproliferativen Effekt von Interferon-α und platinhaltigen Zytostatika-kombinationen. Beim kleinzelligen Bronchuscarcinom konnte in einer relativ kleinen Studie ein Überlebensvorteil für die Kombination von IFN-α (3 Mio I.E. s.c. 2×wöchentlich) mit Carboplatin, Ifosfamid und Etoposid bei Patienten mit „limited disease" nachgewiesen werden (Zarogoulidis et al. 1996). In ähnlicher Weise zeigte eine größere Studie einen Überlebensvorteil, allerdings nur für Patienten im Stadium „limited disease", welche nach erfolgreicher Induktionschemotherapie und konsolidierender Strahlentherapie eine Erhaltungstherapie mit Interferon-α erhielten, gegenüber einer weiter chemotherapeutisch behandelten Gruppe sowie einer Kontrollgruppe (Mattson et al. 1992). Allerdings konnte dieser Effekt für die Gabe von IFN-α sowie von Interferon-γ als Erhaltungstherapie in ähnlichen Studien nicht nachgewiesen werden (Kelley et al. 1997, Jett et al. 1994).

Auch konnte ein derartiger Benefit sowohl für die adjuvante Chemotherapie als auch für die Therapie des fortgeschrittenen, nicht kleinzelligen Bronchuscarcinoms in Kombination mit Interferonen und Thymosin-α1 bisher nicht gezeigt werden (Schiller et al. 1989, Mandanas et al. 1993, Garaci et al. 1995, Arnold et al. 1994, Ardizzoni et al. 1993). Hinzu kommt eine in den meisten Studien beobachtete signifikante Erhöhung der hämatologischen Toxizität. Auch eine kombinierte Radioimmunotherapie mit intramuskulärer und inhalativer Gabe von IFN-α bei Patienten mit inoperablem, nicht kleinzelligem Bronchuscarcinom erbrachte keine Vorteile gegenüber einer alleinigen Radiotherapie (Maasilta et al. 1992). Enttäuschend verlief auch eine Phase-II-Studie, welche in Anlehnung an die ermutigenden Ergebnisse in der Behandlung von Plattenepithelcarcinomen der Cervix und Haut die Wirksamkeit von Interferon-α in Kombination mit 13-cis-Retinsäure beim Plattenepithelcarcinom der Lunge untersuchte (Rinaldi et al. 1993).

Die Anwendung von Interleukinen, insbesondere Interleukin-2, zur Steigerung T-Zell-abhängiger Zytotoxizitätsmechanismen, wurde bisher nur in wenigen klinischen Studien erprobt. Die intrapleurale Injektion von rekombinantem Interleukin-2 (IL-2) oder von tumor-infiltrierenden Lymphozyten, welche in vitro mit dem IL-2-Gen transfiziert wurden, erwies sich in kleinen Studien bei Patienten mit lokal fortgeschrittenem Bronchuscarcinom als effektiv in der Kontrolle maligner Pleuraergüsse bei nur minimalen Nebenwirkungen (Tan et al. 1996, Yasumoto et al. 1991). Der klinische Benefit bei Patienten mit fortgeschrittenem, nicht kleinzelligem Bronchuscarcinom durch eine systemische Kombinationstherapie von IL-2 und Tumor-Nekrose-Faktor (TNF) konnte in einer Phase-I-Studie gezeigt werden (Yang et al. 1991). Einen deutlichen klinischen Benefit für Patienten im Stadium III durch subkutane Gabe von IL-2 in Kombination mit intravenöser Infusion von tumorinfiltrierenden Lymphozyten konnte eine größere randomisierte Studie zeigen (Ratto et al. 1996).

Im Gegensatz dazu war eine Kombination des PVM-Schemas mit systemischer Gabe von IL-2 und IFN-α zwischen den Chemotherapiezyklen einer alleinigen Chemotherapie beim fortgeschrittenen, kleinzelligen Bronchuscarcinom nicht überlegen, zeigte jedoch eine signifikant erhöhte Toxizität (Tummarello et al. 1996). Darüber hinaus konnten die Erfolge der ersten Studie einer intravenösen Second-line-IL-2-Therapie bei Patienten mit fortgeschrittenem, kleinzelligem Bronchuscarcinom bisher nicht wiederholt werden (Clamon et al. 1993, Clamon et al. 1998).

Die systemische Applikation von Endotoxin und GM-CSF erbrachte bei Patienten mit Bronchuscarcinom keine signifikante antitumorale Wirkung (Otto et al. 1996, Bukowski et al. 1993).

3. Aktive spezifische und unspezifische Immuntherapie

Der Einsatz von unspezifischen und spezifischen Immuntherapien, teilweise in Kombination mit Chemotherapie und Strahlentherapie, repräsentiert einen weiteren Therapieansatz des Bronchuscarcinoms. Obwohl zahlreiche vielversprechende Labordaten zur Generation einer antitumoralen Immunantwort, neuerdings insbesondere durch die Generation tumorerkennender dendritischer Zellen, vorliegen, gibt es bisher nur wenige gut dokumentierte klinische Versuche.

Die Kombination von Chemotherapie und Levamisol (Ainslie et al. 1983, Chahinian et al. 1982, Liberati et al. 1982) ebenso wie die orale Gabe von *Corynebacterium parvum* (Chahinian et al. 1982, Woodruff et al. 1983) und BCG (Liberati et al. 1982) wurde in zahlreichen, meist kleinen Studien an Patienten mit SCLC und NSCLC untersucht, erbrachte jedoch bis auf wenige Untergruppen keinen therapeutischen Vorteil.

Ebenso zeigte in einer größeren Studie die adjuvante Therapie durch monatliche subkutane Injektion von avitalem *Mycobacterium smegmatis* keinen therapeutischen Vorteil (Decroix et al. 1984). Im Gegensatz dazu erbrachte die intrapleurale Instillation und nachfolgende wiederholte intradermale Injektion von *Nocardia rubra*-Zellwandfraktionen signifikant geringere Rückfallraten in einem adjuvanten therapeutischen Setting (Yasumoto et al. 1985).

Eine adjuvante spezifische aktive Immuntherapie mit Tumor-assoziiertem-Antigen (TAA) zeigte einen signifikanten Überlebensvorteil bei Patienten mit nicht kleinzelligem Bronchuscarcinom im Stadium I und II (Hollinshead et al. 1988, Stewart et al. 1977), während eine andere Studie, welche mit Tumorlysaten und *C. parvum* vakzinierte, keinen Überlebensvorteil fand (Souter et al. 1981).

Ein neuer spezifischer immuntherapeutischer Ansatz ist die Generation einer humoralen Immunantwort gegen den Rezeptor für den Epidermal Growth Factor (EGF) durch Vakzination mit rekombinantem EGF, mit dem Ziel der Unterbrechung einer autokrinen Wachstumsschleife (Gonzalez et al. 1998).

Der Einsatz monoklonaler Antikörper beim nicht kleinzelligen Bronchuscarcinom, beispielsweise von gegen das Tumorantigen CEA gerichteten, an Antikörper konjugierten Radioisotopen, befindet sich noch in frühen klinischen Erprobungsstadien (Behr et al. 1997, Goodman et al. 1990). In ähnlicher Weise sind auch die Daten zum Einsatz von Antikörpern beim kleinzelligen Bronchuscarcinom, die z. B. gegen autokrin sezernierte Wachstumsfaktoren wie Gastrin-releasing-Peptide gerichtet sind, noch präliminär (Kelley, Linnoila et al. 1997)

4. Andere Substanzen in klinischer Erprobung

Die Kombination von trans-Retinsäure mit Cisplatin und Etoposid wurde in einer Phase-II-Studie überprüft; die kleine Patientenpopulation, die hierbei untersucht wurde, erlaubt jedoch noch keine Aussage darüber, ob diese Kombination einer gewöhnlichen Chemotherapie überlegen ist (Thiruvengadam et al. 1996). Wenig erfolgreich verlief der Einsatz von 13-cis-Retinsäure in Kombination mit Vitamin E oder Interferon-α (Dimery et al. 1997, Rinaldi et al. 1993, Arnold et al. 1994).

Kalziumkanalblocker (Kohn et al. 1996), Inhibitoren der Multidrug-Resistance (Genne et al. 1995), antiangiogenetische Substanzen und Signaltransduktionshemmer stellen ebenso wie gegen Wachstumsfaktoren und Zelladhäsionsmoleküle gerichtete Antikörper innovative therapeutische Konzepte dar, die jedoch im klinischen Bereich noch keinen Einzug in die Behandlung des Bronchuscarcinoms gefunden haben.

Zytoprotektive Substanzen, vor allem Amifostine, befinden sich hingegen in intensiver klinischer Erprobung: Der Einsatz dieser Substanzen zielt auf eine Reduktion der Toxizität und damit auf eine Vergrößerung des therapeutischen Index der Polychemotherapie bei gleichbleibender antitumoraler Zytotoxizität ab. Die Kombination von Amifostine mit Carboplatin und Paclitaxel wird derzeit in Phase-III-Studien bei Patienten mit lokal fortgeschrittenem oder metastasiertem, nicht kleinzelligem Bronchuscarcinom evaluiert (Selvaggi et al. 1999). In Kombination mit Strahlentherapie bei NSCLC im Stadium III konnte durch Amifostine eine Reduktion der Nebenwirkungen, insbesondere der mucosalen Toxizität, bei gleichbleibender antitumoraler Wirksamkeit nachgewiesen werden (Mehta 1998). Beim metastasierten NSCLC führte die konkomitante Gabe von Amifostine zu Cisplatin und Vinblastin zu einer signifikanten Reduktion der mucosalen und der Nephrotoxizität (Tannehill 1997).

Der experimentelle Einsatz von Antikoagulantien in der Therapie des Bronchuscarcinoms begründet sich vor allem auf der Interferenz dieser Substanzklasse mit dem Metastasierungsprozeß. Die subkutane Gabe von Heparin in Kombination mit Chemotherapie bei Patienten mit SCLC im Stadium „limited disease" bzw. von Warfarin auch im Stadium „extensive disease" führt zu einer signifikanten Verbesserung der Ansprechraten und des Gesamtüberlebens (Lebeau et al. 1994, Zacharski et al. 1984). Derartige Effekte konnten bei einer ähnlichen Patientengruppe für die hochdosierte Gabe von Aspirin nicht nachgewiesen werden (Lebeau et al. 1993).

Die Rationale des Einsatzes von Hyperthermie begründet sich im wesentlichen auf einer Stoffwechselsteigerung und damit einer erhöhten Empfindlichkeit und Erreichbarkeit für zytotoxische Substanzen oder ionisierende Strahlung ebenso wie auf einer wahrscheinlich therapeutisch relevanten Immunmodulation. Die kombinierte Anwendung von lokaler Radiofrequenzhyperthermie und Strahlentherapie zeigte sich bei einer kleinen Anzahl von Patienten mit lokal fortgeschrittenem NSCLC einer alleinigen Radiotherapie bezüglich lokaler Tumorkontrolle und Gesamtüberleben signifikant überlegen (Karasawa et al. 1994). Die Evaluation der therapeutischen Effektivität der Ganzkörperhyperthermie in Kombination mit Chemotherapie befindet sich derzeit noch in frühen klinischen Versuchsstadien (Robins et al. 1993).

5. Somatische Gentherapie

5.1 Grundlagen der somatischen Gentherapie

Eine große Zahl von Gendefekten ist in Zusammenhang mit Tumorentstehung und/oder -ausbreitung gebracht worden. In den letzten zehn Jahren hat sich allerdings herausgestellt, daß es vor allem zwei prinzipielle genetische Veränderungen gibt, die ursächlich mit der Entwicklung von malignen Tumoren verbunden sind: die Überaktivität von sogenannten Onkogenen und der Verlust von sogenannten Tumorsuppressorgenen. Funktionell handelt es sich, soweit bekannt, dabei oft um Gene, deren Proteine im Rahmen des Zellzyklus und der DNA-Reparation eine Rolle spielen. Am besten charakterisiert sind derzeit das bei erblichen Retinoblastomen entdeckte Rb-Gen und das p53-Gen, das im Rahmen der Induktion des programmierten Zelltodes (Apoptose) eine entscheidende Rolle spielt (Hartwell et al. 1994). Mutationen des p53-Gens sind die heute am häufigsten beschriebenen genetischen Veränderungen bei fortgeschrittenen Tumorerkrankungen und damit sicherlich das derzeit attraktivste Target einer somatischen Gentherapie. Präklinisch konnte gezeigt werden, daß eine intratumorale Injektion von Viren mit einem gentechnologisch integrierten p53-Gen in Tiermodellen zu einer Tumorregression bei einer Vielzahl von Tumorhistologien einschließlich NSCLC führte (Fujiwara et al. 1994).

5.2 Erste klinische Ergebnisse einer somatischen p53-Gentherapie

Am „MD Anderson Cancer Center" der Universität von Texas in Houston, USA, wurden mehrere klinische Studien durchgeführt, die besonders die Verträglichkeit und Dosierung der verabreichten Gentherapie untersuchten.

Roth und Mitarbeiter konnten zeigen, daß ein retrovirales Konstrukt mit einem intakten p53-Gen für Patienten mit fortgeschrittenem NSCLC sicher angewandt werden kann. In dieser Studie kam es bei einer bronchoskopisch oder CT-gezielten Applikation des p53-Konstruktes bei 3 von 7 Patienten zu einer Tumorregression (Roth et al. 1996). Wegen der Limitationen der Retroviren (kleines Geninsert, ausschließliche Infektion von sich teilenden Zellen) werden die neueren Gentherapien überwiegend mit Adenoviren- oder Parvovirenkonstrukten durchgeführt.

In einem ähnlichen Ansatz verabreichten Swisher und Mitarbeiter ein Adenovirus-p53-Konstrukt (Ad-p53) in verschiedenen Dosierungen bei 28 Patienten mit fortgeschrittenem NSCLC (Swisher et al. 1999). Die Verabreichung erfolgte in ähnlicher Form wie in der vorhergehenden Studie durch Injektion in den Tumor während einer Bronchoskopie oder CT-gezielt. Die Ergebnisse zeigten neben einer sehr guten Verträglichkeit eine partielle Remission in zwei und eine Stabilisierung in 16 Patienten (Dauer 2–14 Monate). Weiters ist anzumerken, daß ein Ansprechen auf die Behandlung auch bei den Patienten zu bemerken war, die auf eine vorhergehende Chemotherapie nicht mehr ansprachen.

Diese bisher vorliegenden Ergebnisse sind die Grundlage für mehrere jetzt weltweit anlaufenden Phase-II-Studien, in denen an einer größeren Zahl von Patienten die Effektivität dieses Behandlungskonzeptes überprüft werden soll.

6. Zusammenfassung

Zusammenfassend haben die experimentellen Therapieansätze in der Behandlung
des Bronchuscarcinoms noch keine klaren Indikationen ergeben. Das liegt zum Teil
an den fehlenden oder widersprüchlichen Daten in den immunologischen Anwendungen oder Zytokintherapien. Die Gentherapie bietet eine völlig neue Möglichkeit
in der Behandlung von Tumorerkrankungen. Die ursprünglichen Erwartungen, mit
Hilfe der Gentherapie rasch zu klinisch wirksamen Behandlungsschemata zu kommen, haben sich nicht erfüllt. Hauptschwierigkeiten sind die Vielzahl molekularer
Änderungen in den einzelnen Tumoren, das Fehlen von Vektoren, mit denen Tumorgewebe gezielt erreicht werden kann, Instabilität der erzielten Genexpression und
die Probleme und der enorme Aufwand bei der Produktion der Vektoren. Unklar ist
auch die Sicherheit der verwendeten Vektoren für einen längeren Zeitraum. Die The-
rapieversuche sind experimentell, meistens im Rahmen von Phase-I-Studien, und
eine signifikante Verlängerung der Überlebenszeiten in der klinischen Anwendung
ist, bedingt durch eine regionale Anwendung an zugänglichen Tumoren, nicht zu
erwarten. Gerade das Bronchuscarcinom mit dem hohen Ausmaß an Veränderungen
in den bekannten Tumorsuppressorgenen und der relativ guten Zugänglichkeit stellt
aber ein gutes Modell dar, um diese experimentellen Verfahren der Tumorbehandlung erfolgreich weiterzuentwickeln.

Literatur

[1] Ainslie J, Burdon JG, Henderson MM, Ilbery PL, Matthews JP (1983) The use of leva-
    misole as an adjunct to chemotherapy and radiotherapy in the treatment of small cell
    carcinoma of the lung. Med J Aust 2(6): 285–287.

[2] Ardizzoni A, Salvati F, Rosso R, Bruzzi P, Rubagotti A, Pennucci MC, Mariani GL,
    De Marinis F, Pallotta G, Antilli A, et al. (1993) Combination of chemotherapy and
    recombinant alpha-interferon in advanced non-small cell lung cancer. Multicentric
    Randomized FONICAP Trial Report. The Italian Lung Cancer Task Force. Cancer
    72(10): 2929–2935.

[3] Arnold A, Ayoub J, Douglas L, Hoogendoorn P, Skingley L, Gelmon K, Hirsh V,
    Eisenhauer E (1994) Phase II trial of 13-cis-retinoic acid plus interferon alpha in non-
    small-cell lung cancer. The National Cancer Institute of Canada Clinical Trials Group.
    J Natl Cancer Inst 86(4): 306–309.

[4] Behr TM, Sharkey RM, Juweid ME, Dunn RM, Vagg RC, Ying Z, Zhang CH, Swayne
    LC, Vardi Y, Siegel JA, et al. (1997) Phase I/II clinical radioimmunotherapy with an
    iodine-131-labeled anti-carcinoembryonic antigen murine monoclonal antibody IgG.
    J Nucl Med 38(6): 858–870.

[5] Bukowski RM, Murthy S, McLain D, Finke J, Andresen S, Tubbs R, Bauer L, Gibson
    V, Budd GT, Thomassen MJ (1993) Phase I trial of recombinant granulocyte-macro-
    phage colony-stimulating factor in patients with lung cancer: Clinical and immunolo-
    gic effects. J Immunother 13(4): 267–274.

[6] Chahinian AP, Goldberg J, Holland JF, Reisman A, Jaffrey IS, Mandel EM (1982)
    Chemotherapy versus chemoimmunotherapy with levamisole or *Corynebacterium
    parvum* in advanced lung cancer. Cancer Treat Rep 66(6): 1291–1297.

[7] Clamon G, Herndon J, Akerley W, Green M (1998) Subcutaneous interleukin-2 as
    initial therapy for patients with extensive small cell lung cancer: A phase II trial of
    Cancer and Leukemia Group B. Lung Cancer 19(1): 25–29.

[8]   Clamon G, Herndon J, Perry MC, Ozer H, Kreisman H, Maher T, Ellerton J, Green MR
      (1993) Interleukin-2 activity in patients with extensive small-cell lung cancer: A phase
      II trial of Cancer and Leukemia Group B. J Natl Cancer Inst 85(4): 316–320.

[9]   Decroix G, Chastang C, Fichet D, Asselain B, Lebeau B, Morice V, Lepage T, Babo
      P, Fabre C, Rebischung JL, et al. (1984) Adjuvant immunotherapy with nonviable
      Mycobacterium smegmatis in resected primary lung carcinoma. A randomized clini-
      cal trial of 219 patients. Cancer 53(4): 906–912.

[10] Dimery IW, Hong WK, Lee JJ, Guillory-Perez C, Pham F, Fritsche Jr. HA, Lippman
      SM (1997) Phase I trial of alpha-tocopherol effects on 13-cis-retinoic acid toxicity.
      Ann Oncol 8(1): 85–89.

[11] Fujiwara T, Cai DW, Georges RN, Mukhopadhyay T, Grimm EA, Roth JA (1994) The-
      rapeutic effect of a retroviral wild-type p53 expression vector in an orthotopic lung
      cancer model. J Natl Cancer Inst 86(19): 1458–1462.

[12] Garaci E, Lopez M, Bonsignore G, Della Giulia M, D'Aprile M, Favalli C, Rasi G,
      Santini S, Capomolla E, Vici P, et al. (1995) Sequential chemoimmunotherapy for
      advanced non-small cell lung cancer using cisplatin, etoposide, thymosin-alpha 1 and
      interferon-alpha 2a. Eur J Cancer 31A(13–14): 2403–2405.

[13] Genne P, Duchamp O, Solary E, Magnette J, Belon JP, Chauffert B (1995) Cinchonine
      per os: Efficient circumvention of P-glycoprotein-mediated multidrug resistance.
      Anticancer Drug Res 10(2): 103–118.

[14] Gonzalez G, Crombet T, Catala M, Mirabal V, Hernandez JC, Gonzalez Y, Marinello
      P, Guillen G, Lage A (1998) A novel cancer vaccine composed of human-recombinant
      epidermal growth factor linked to a carrier protein: Report of a pilot clinical trial. Ann
      Oncol 9(4): 431–435.

[15] Goodman GE, Hellstrom I, Brodzinsky L, Nicaise C, Kulander B, Hummel D, Hell-
      strom KE (1990) Phase I trial of murine monoclonal antibody L6 in breast, colon, ova-
      rian, and lung cancer. J Clin Oncol 8(6): 1083–1092.

[16] Hartwell LH, Kastan MB (1994) Cell cycle control and cancer. Science 266(5192):
      1821–1828. ISSN: 0036–8075.

[17] Hollinshead A, Takita H, Stewart T, Raman S (1988) Specific active lung cancer
      immunotherapy. Immune correlates of clinical responses and an update of immuno-
      therapy trials evaluations. Cancer 62(8): 1662–1671.

[18] Jett JR, Maksymiuk AW, Su JQ, Mailliard JA, Krook JE, Tschetter LK, Kardinal CG,
      Twito DI, Levitt R, Gerstner JB (1994) Phase III trial of recombinant interferon
      gamma in complete responders with small-cell lung cancer. J Clin Oncol 12(11):
      2321–2326.

[19] Karasawa K, Muta N, Nakagawa K, Hasezawa K, Terahara A, Onogi Y, Sakata K,
      Aoki Y, Sasaki Y, Akanuma A (1994) Thermoradiotherapy in the treatment of locally
      advanced nonsmall cell lung cancer. Int J Radiat Oncol Biol Phys 30(5): 1171–1177.

[20] Kelley MJ, Linnoila RI, Avis IL, Georgiadis MS, Cuttitta F, Mulshine JL, Johnson BE
      (1997) Antitumor activity of a monoclonal antibody directed against gastrin-releasing
      peptide in patients with small cell lung cancer. Chest 112(1): 256–261.

[21] Kohn EC, Reed E, Sarosy G, Christian M, Link CJ, Cole K, Figg WD, Davis PA, Jacob
      J, Goldspiel B, et al. (1996) Clinical investigation of a cytostatic calcium influx inhi-
      bitor in patients with refractory cancers. Cancer Res 56(3): 569–573.

[22] Lebeau B, Chastang C, Brechot JM, Capron F, Dautzenberg B, Delaisements C, Mor-
      net M, Brun J, Hurdebourcq JP, Lemarie E (1994) Subcutaneous heparin treatment
      increases survival in small cell lung cancer. "Petites Cellules" Group. Cancer 74(1):
      38–45.

[23] Lebeau B, Chastang C, Muir JF, Vincent J, Massin F, Fabre C (1993) No effect of an
      antiaggregant treatment with aspirin in small cell lung cancer treated with CCAVP16

chemotherapy. Results from a randomized clinical trial of 303 patients. The "Petites Cellules" Group. Cancer 71(5): 1741–1745.

[24] Liberati AM, Voelkel JG, Borden EC, Coates AS, Citrin DL, Bryan GT (1982) Influence of non-specific immunologic factors on prognosis in advanced bronchogenic carcinoma. Cancer Immunol Immunother 13(2): 140–144.

[25] Maasilta P, Holsti LR, Halme M, Kivisaari L, Cantell K, Mattson K (1992) Natural alpha-interferon in combination with hyperfractionated radiotherapy in the treatment of non-small cell lung cancer. Int J Radiat Oncol Biol Phys 23(4): 863–868.

[26] Mandanas R, Einhorn LH, Wheeler B, Ansari R, Lutz T, Miller ME (1993) Carboplatin (CBDCA) plus alpha interferon in metastatic non-small cell lung cancer. A Hoosier Oncology Group phase II trial. Am J Clin Oncol 16(6): 519–521.

[27] Mattson K, Niiranen A, Pyrhonen S, Holsti LR, Holsti P, Kumpulainen E, Cantell K (1992) Natural interferon alfa as maintenance therapy for small cell lung cancer. Eur J Cancer: 1387–1391.

[28] Mehta MP (1998) Protection of normal tissues from the cytotoxic effects of radiation therapy: Focus on amifostine. Semin Radiat Oncol 8(4 Suppl 1): 14–16.

[29] Otto F, Schmid P, Mackensen A, Wehr U, Seiz A, Braun M, Galanos C, Mertelsmann R, Engelhardt R (1996) Phase II trial of intravenous endotoxin in patients with colorectal and non-small cell lung cancer. Eur J Cancer 32A(10): 1712–1718.

[30] Ratto GB, Zino P, Mirabelli S, Minuti P, Aquilina R, Fantino G, Spessa E, Ponte M, Bruzzi P, Melioli G (1996) A randomized trial of adoptive immunotherapy with tumor-infiltrating lymphocytes and interleukin-2 versus standard therapy in the postoperative treatment of resected nonsmall cell lung carcinoma [see comments]. Cancer 78(2): 244–251.

[31] Rinaldi DA, Lippman SM, Burris HAd, Chou C, Von Hoff DD, Hong WK (1993) Phase II study of 13-cis-retinoic acid and interferon-alpha 2a in patients with advanced squamous cell lung cancer. Anticancer Drugs 4(1): 33–36.

[32] Robins HI, Cohen JD, Schmitt CL, Tutsch KD, Feierabend C, Arzoomanian RZ, Alberti D, d'Oleire F, Longo W, Heiss C, et al. (1993) Phase I clinical trial of carboplatin and 41.8 degrees C whole-body hyperthermia in cancer patients. J Clin Oncol 11(9): 1787–1794.

[33] Roth JA, Nguyen D, Lawrence DD, Kemp BL, Carrasco CH, Ferson DZ, Hong WK, Komaki R, Lee JJ, Nesbitt JC, et al. (1996) Retrovirus-mediated wild-type p53 gene transfer to tumors of patients with lung cancer [see comments]. Nat Med 2(9): 985–991.

[34] Schiller JH, Storer B, Dreicer R, Rosenquist D, Frontiera M, Carbone PP (1989) Randomized phase II-III trial of combination beta and gamma interferons and etoposide and cisplatin in inoperable non-small cell cancer of the lung. J Natl Cancer Inst 81(22): 1739–1743.

[35] Selvaggi G, Belani CP (1999) Carboplatin and paclitaxel in non-small cell lung cancer: The role of amifostine. Semin Oncol 26(2 Suppl 7): 51–60.

[36] Souter RG, Gill PG, Gunning AJ, Morris PJ (1981) Failure of specific active immunotherapy in lung cancer. Br J Cancer 44(4): 496–501.

[37] Stewart TH, Hollinshead AC, Harris JE, Raman S, Belanger R, Crepeau A, Crook AF, Hirte WE, Hooper D, Klaassen DJ, et al. (1977) Specific active immunochemotherapy in lung cancer: A survival study. Can J Surg 20(4): 370–377.

[38] Swisher SG, Roth JA, Nemunaitis J, Lawrence DD, Kemp BL, Carrasco CH, Connors DG, El Naggar AK, Fossella F, Glisson BS, et al. (1999) Adenovirus-mediated p53 gene transfer in advanced non-small-cell lung cancer. J Natl Cancer Inst 91(9): 763–771.

[39] Tan Y, Xu M, Wang W, Zhang F, Li D, Xu X, Gu J, Hoffman RM (1996) IL-2 gene therapy of advanced lung cancer patients. Anticancer Res 16(4A): 1993–1998.

[40] Tannehill SP, Mehta MP, Larson M, Storer B, Pellet J, Kinsella TJ, Schiller JH (1997)
      Effect of amifostine ontoxicities associated with sequential chemotherapy and radia-
      tion therapy for unresectable non-small-cell lung cancer: Results of a phase II trial.
      J Clin Oncol 15(8): 2850–2857.
[41] Thiruvengadam R, Atiba JO, Azawi SH (1996) A phase II trial of a differentiating
      agent (tRA) with cisplatin-VP 16 chemotherapy in advanced non-small cell lung can-
      cer. Invest New Drugs 14(4): 395–401.
[42] Tummarello D, Graziano F, Isidori P, Santo A, Cetto G, Fedeli A, Rossi G, Cellerino
      R (1996) Consolidation biochemotherapy for patients with advanced nonsmall cell
      lung carcinoma responding to induction PVM (cisplatin, vinblastine, mitomycin-C)
      regimen. A phase II study. Cancer 77(11): 2251–2257.
[43] Woodruff M, Walbaum P (1983) A phase-II trial of *Corynebacterium parvum* as adju-
      vant to surgery in the treatment of operable lung cancer. Cancer Immunol Immunother
      16(2): 114–116.
[44] Yang SC, Grimm EA, Parkinson DR, Carinhas J, Fry KD, Mendiguren-Rodriguez A,
      Licciardello J, Owen-Schaub LB, Hong WK, Roth JA (1991) Clinical and immuno-
      modulatory effects of combination immunotherapy with low-dose interleukin 2 and
      tumor necrosis factor alpha in patients with advanced non-small cell lung cancer: A
      phase I trial. Cancer Res 51(14): 3669–3676.
[45] Yasumoto K, Ogura T (1991) Intrapleural application of recombinant interleukin-2 in
      patients with malignant pleurisy due to lung cancer. A multi-institutional cooperative
      study. Biotherapy 3(4): 345–349.
[46] Yasumoto K, Yaita H, Ohta M, Azuma I, Nomoto K, Inokuchi K, Yamamura Y (1985)
      Randomly controlled study of chemotherapy versus chemoimmunotherapy in post-
      operative lung cancer patients. Cancer Res 45(3): 1413–1417.
[47] Zacharski LR, Henderson WG, Rickles FR, Forman WB, Cornell Jr. CJ, Forcier RJ,
      Edwards RL, Headley E, Kim SH, O'Donnell JF, et al. (1984) Effect of warfarin anti-
      coagulation on survival in carcinoma of the lung, colon, head and neck, and prostate.
      Final report of VA Cooperative Study #75. Cancer 53(10): 2046–2052.
[48] Zarogoulidis K, Ziogas E, Papagiannis A, Charitopoulos K, Dimitriadis K, Economi-
      des D, Maglaveras N, Vamvalis C (1996) Interferon alpha-2a and combined chemo-
      therapy as first line treatment in SCLC patients: A randomized trial. Lung Cancer
      15(2): 197–205.

Korrespondenz: Prof. Dr. C. Wiltschke, Univ.-Klinik für Innere Medizin I, Währinger
Gürtel 18–20, A-1090 Wien, Österreich. Tel: ++43 1 40400 4689. E-Mail: christoph.
wiltschke@akh-wien.ac.at

Chirurgie

Franz Eckersberger

Beim Bronchuscarcinom wird eine Gesamtüberlebensrate von 15% angegeben. Neben der histologischen Klassifikation ist das Stadium zum Zeitpunkt der Diagnose der bestimmende prognostische Parameter. Die 5-Jahresüberlebensrate beträgt im Stadium I 70%, im Stadium II 35%, Stadium III A 20% und im Stadium III B nur noch 6%. Daraus folgt, daß nur Patienten in einem frühen Stadium eine realistische Heilungschance haben. Die Anstrengungen zur Verbesserung der Prognose zielen somit einerseits auf eine rechtzeitige Früherkennung durch Selektion von Risikogruppen und Definition von sinnvollen Screening-Parametern und anderseits vor allem auf effizientere Therapieformen bei fortgeschrittenen Stadien. Die Chirurgie spielt beim nicht-kleinzelligen Bronchuscarcinom (NSCLC) nach wie vor die wichtigste Rolle in der Behandlung, aber auch im Frühstadium des kleinzelligen Bronchuscarcinoms (SCLC) hat die chirurgische Resektion ihren Platz innerhalb der multimodalen Behandlungsstrategie. Wegen der unterschiedlichen Häufigkeit und Gewichtung wird im folgenden primär auf das NSCLC eingegangen. Im Anschluß wird gesondert die Behandlung des SCLC aus chirurgischer Sicht dargestellt.

1. Nicht-kleinzelliges Bronchuscarcinom

1.1 Derzeitiger Stand der chirurgischen Therapie

1.1.1 Operabilität

Prinzipiell wird eine funktionelle und eine technische (lokal-onkologische) Operabilität des Bronchuscarcinoms unterschieden.

In der funktionellen Risikobeurteilung gibt Häussinger (1997) Richtwerte an, welche sich hauptsächlich auf das gemessene FEV1 beziehen. Bei Risikopatienten werden nach Konietzko (1994) und Janson (1999) standardisierte Zusatzuntersuchungen gefordert. Der spezifischen Tumordiagnostik werden dabei Zusatzuntersuchungen parallel- oder nachgeschaltet, die für den endgültigen Therapieentscheid erforderlich sind. Diese sind bei Patienten mit nicht-kleinzelligem Bronchuscarcinom dann von Bedeutung, wenn die Kriterien für eine kurative Operabilität in technischer und funktioneller Hinsicht erfüllt sind. Technisch radikal operabel gelten im „Official Statement of the American Thoracic Society and the European Respiratory Society" (1997) die Stadien I und II in kurativer Absicht und das Stadium III A in ausgewählten Fällen. In dieser Veröffentlichung ist auch die Diagnostik zur Evaluierung der cTNM-Klassifikation in Form eines Flußdiagramms enthalten, welches für die Routine ausgezeichnet verwendbar ist. Gilt der Patient aufgrund der Erstdiagnostik als operabel, muß nach dem diagnostischen Stufenplan vorgegangen werden. Er tritt außer Kraft, wenn ein Befund erhoben wird, der mit Operabilität nicht mehr vereinbar ist. Jeder weitere diagnostische Schritt ist ab diesem Zeitpunkt nur so lange sinnvoll, wie er sich an Gesichtspunkten verbleibender palliativer Therapiemöglichkeiten orientiert. Ein Beispiel wäre die Evaluierung der Lungenfunktion bei geplanter palliativer Radiotherapie.

1.1.2 Technik

Anatomische Resektionsformen wie Lobektomie, Bilobektomie und Pneumonektomie kommen in ca. 80% der Fälle zur Anwendung. Erweitert werden die Resektionen dann genannt, wenn intrapericardial pneumonektomiert wird oder zusätzliche Strukturen, wie Thoraxwand, Zwerchfell, Pericard mitentfernt werden müssen oder intrapulmonale, vom Primärtumor getrennte Läsionen exstirpiert werden. Bei parenchymsparenden Operationsverfahren (Bronchoplastik und/oder Angioplastik der *Arteria pulmonalis*) gelingt es mittels spezieller Rekonstruktionstechniken, stadiengerecht zu resezieren, aber gleichzeitig gesundes Lungengewebe (Restlappen bei Sleeve-Lobektomie) zu erhalten. Diese Verfahren können bei eingeschränkter Operabilität essentiell sein. Minimalresektionen (Segment- bzw. Keilresektionen) gelten als inadäquate Tumorbehandlung und sollen ausschließlich bei Patienten Anwendung finden, die funktionell inoperabel sind und bei denen sich die Entfernung von mehr als einem Segment verbietet. Daher sind sie auch als palliative Maßnahme zu bewerten und als Standardverfahren abzulehnen. Eine systematische mediastinale Lymphknotendissektion wird von Graham (1999) zu Recht als Teil des intrathoracalen, intraoperativen Stagings gefordert, allerdings bislang nicht immer durchgeführt.

1.2 Zukunftsweisende Entwicklungen

1.2.1 Operabilität

Obwohl die Lungenfunktion bei der Risikobeurteilung als wichtigster Parameter anerkannt ist und das numerische Alter keine wesentliche Rolle in der Entscheidung der allgemeinen Operabilität darstellt, so ist doch eine Lungenresektion in höherem Alter (mehr als 70 Jahre) mit einem kalkulierbaren, höheren Risiko verbunden. Dem steht gegenüber, daß selbst bei deutlich erhöhtem Risiko, vor allem beim NSCLC, im klassisch operablen Stadium jede andere Therapieform der Chirurgie eindeutig unterlegen ist. Die Statistiken der letzten Jahre haben gezeigt, daß der Prozentsatz der Patienten jenseits des siebzigsten Lebensjahres im chirurgischen Krankengut mit

Bronchuscarcinom stetig steigt, und er wird in rezenten Publikationen mit bis zu 24% bei Panni (1998) angegeben, wobei die 30-Tage-Letalität mit bis zu 4% mehr als doppelt so hoch ist wie in der jüngeren Altersgruppe. Mit einer besseren Risikoeinschätzung ist zukünftig ein Sinken dieser Rate zu erwarten. Neben der z. B. von Richter (1997) beschriebenen internistischen Konditionierung der Patienten und dem aktuellen anästhesiologisch-intensivmedizinischen intra- und postoperativen Management hat die chirurgische Technik zu dieser Entwicklung einen wesentlichen Beitrag geleistet. Dies gilt sowohl für die Form des operativen Zuganges als auch für die zunehmende Anwendung von parenchymsparenden Resektionstechniken. War früher die posterolaterale Thoracotomie Standardzugang, so wird diese heute nur mehr in Ausnahmefällen, wie bei Pancoast-Tumoren oder bei T3-Tumoren (Thoraxwand) bzw. T4-Tumoren (Wirbelsäule, große Gefäße), angewendet. Die anterolaterale „Muscle-Sparing"-Thoracotomie ist zum Routinezugang geworden, und sie erlaubt praktisch jede typische Lungenresektion sowie intrapericardial erweiterte Resektionen. Selbst parenchymsparende Broncho- und/oder angioplastische Resektionen im Zuge der Tumorresektion lassen sich über den „muskelschonenden Zugang" durchführen.

Mit der Etablierung der parenchymsparenden Resektionen (z. B. Sleeve-Lobektomie am *Bronchus* und/oder *Arteria pulmonalis*) lassen sich Resektionen mit großem Parenchymverlust umgehen. So kann z. B. bei Tumoren am Oberlappenostium die Radikalität mittels Sleeve-(Bi-)Lobektomie bewahrt werden, allerdings durch Reanastomosierung des Unterlappenbronchus die Pneumonektomie umgangen werden. Diese Technik ist jedoch nur einer speziellen Indikationsstellung vorbehalten und darf nicht auf Kosten der Radikalität durchgeführt werden. Nichtsdestoweniger nimmt der Anteil der parenchymsparenden Operationen in den letzten Jahren zu und sollte in einem thoraxchirurgischen Zentrum bei rund 6% liegen. Bei der Hälfte dieser Patienten wiederum wird durch diese Technik eine chirurgische Therapie erst möglich, da andernfalls die funktionelle Inoperabilität ausgesprochen werden müßte. Erstaunlich ist, daß die Komplikationsrate nach Rea (1997) bei derartigen anspruchsvollen Eingriffen nicht höher als bei typischen Resektionsformen ist und die Überlebensrate bei stadiengerechter Indikation ebenfalls gleich ist. Voraussetzung sind eine subtile thoraxchirurgische Technik und einschlägige Kenntnisse von seiten der Anästhesie. In einer rezenten Publikation konnte Carretta (1999) zeigen, daß sich bei Patienten mit Emphysem die Lungenfunktion nach Lobektomie nicht verschlechtert und sich im gut definierten, selektionierten Krankengut sogar verbessert hat. Diese Information kann bei Patienten, die funktionell grenzwertig (in)operabel sind, in die Entscheidung eingebracht werden.

1.2.2 Diagnostik

Es ist bekannt, daß das cTNM-Stadium und das pTNM-Stadium oft deutlich different sind. Bereits praeoperativ exakte Beurteilung des vorliegenden Stadiums ist essentiell, und in den letzten Jahren wurden große Anstrengungen unternommen, um einerseits stadiengerechte Therapieformen anwenden zu können und andererseits Patienten mit hohem Stadium nicht mehr einer die Prognose kaum beeinflussenden Operation zu unterziehen.

Die Entwicklungen in der Videothoracoskopie haben wesentlich zur Verbesserung des praeoperativen Stagings beigetragen. Mit der klassischen Mediastinoskopie konnte früher nur das N-Stadium im oberen Mediastinum exakt bestimmt werden, obwohl bekannt ist, daß ein N2-nodaler Befall im mittleren bzw. unteren Mediastinum (multi level disease) die Prognose wesentlich verschlechtert. Mit einer nur unwesentlich erhöhten Schmerzbelastung des Patienten können mit der video-assistierten Technik nach Landreneau (1998) im Vergleich zur konventionellen Mediastinoskopie praktisch sämtliche Stationen der intrathoracalen Lymphknoten erreicht und biopsiert werden. Daneben ergibt sich die Möglichkeit, Pleurabiopsien unter Sicht durchzuführen und bereits ein gewisses visuelles Staging des Primärtumors vorzunehmen. Dies ist vor allem von Bedeutung bei T3- und T4-Tumoren sowie ganz peripheren Tumoren, bei welchen die Radiodiagnostik einen Befall der visceralen Pleura nicht ausschließen kann. Es hat sich bestätigt, daß die alleinige Punktionszytologie eines Pleuraergusses in bis zu 50% falsch negative Ergebnisse liefert, und Keenan (1998) konnte mit der thoracoskopischen Gewebsbiopsie von verdächtigem Gewebe unter Sicht eine errechnete Genauigkeit von 95% erreichen. Um den Patienten eine Thoracotomie bzw. nutzlose Resektion zu ersparen, sollte auch bei einem noch so geringen Pleuraerguß jeder Versuch unternommen werden, diesen auf Malignität abzuklären.

1.2.3 Solitäre Metastase, N2-Befall

Galt die Resektion des Primärtumors bei Vorliegen einer Fernmetastase kontraindiziert, so hat sich in den letzten Jahren eine differenzierte Beurteilung abhängig von der Lokalisation der Metastase ergeben. Das Vorliegen einer solitären Metastase des Cerebrums stellt heute keine Kontraindikation für die chirurgische Therapie des Primärtumors dar. Allerdings wird von manchen Autoren die absolute bioptische Abklärung der mediastinalen Lymphknoten gefordert, da bei N2-Befall (oder gar N3) die Prognose von diesem Befund bestimmt wird. Unter diesen Voraussetzungen werden 5-Jahresüberlebensraten (M1-Status – Cerebrum) zwischen 13% und 30% angegeben.

Nur rund 5% der Patienten mit N2-Befall leben nach Raemdonck (1992) und Mountain (1997) länger als 5 Jahre, bis zu 40% aller Patienten mit NSCLC haben bereits bei Diagnosestellung mediastinale Lymphknotenmetastasen, und es existiert keine generelle Indikation zur Operation des Primärtumors bei N2-Befall. Von manchen Chirurgen wird noch lokale onkologische Operabilität ausgesprochen, allerdings gelten diese Patienten in anderen Zentren bereits als inoperabel. Andere Autoren differenzieren „Minimal-N2-Befall" und „bulky-N-disease", und dabei werden für Patienten aus erstgenannter Gruppe bis zu 30% 5-Jahresüberlebensrate berichtet, währenddessen in der Gruppe mit „bulky-N-disease" die 5-Jahresüberlebensrate auch mit postoperativer Radiotherapie, wie sie Hassenstein (1997) fordert, kaum über 5% hinausgeht. Aus diesem Grund wird die Empfehlung abgegeben, N2-bulky-disease-Patienten nicht zu operieren und bei vergleichsweise gleicher Prognose lediglich einer Radiotherapie zuzuführen.

Zusammenfassend kann gesagt werden, daß die Prognose von Patienten mit Bronchuscarcinom in höherem Stadium (T3, T4, M1) etwa gleichermaßen vom

Befall mediastinaler Lymphknoten als auch von der Möglichkeit der kurativen R0-Resektion entweder des T3- (T4-)Tumors bzw. der N-1-Läsion abhängt. In der statistischen Zusammenschau der publizierten Ergebnisse ist eine chirurgische Intervention nur in ausgewählten Fällen nach bioptischer Abklärung des mediastinalen Lymphknotenstatus sinnvoll. Ist allerdings der N-Status kleiner als 2 und der Tumor selbst im Stadium T4 bzw. die solitäre Fernmetastase radikal (komplette R0-Resektion) exstirpierbar, so ist die Prognose mit bis zu 30% 5-Jahresüberlebensrate erstaunlich gut.

1.2.4 T3-/T4-Tumore

Obwohl die Prognose bei Patienten mit Bronchuscarcinom in höherem Stadium schlecht ist, hängt sie bei T3- bzw. T4-Tumoren von der Lokalisation ihrer Invasion ab. Daher sollte die Indikation zur chirurgischen Behandlung von der Lokalisation, dem Grad der Infiltration, dem N-Status und damit der möglichen Radikalität bzw. Kurabilität abhängig gemacht werden. Selbst bei Tumoren, die die Aorta oder den linken Vorhof infiltrieren, kann noch Radikalität erreicht werden. Fucuse (1997) berichtet über 47 derartige Fälle aus einem chirurgischen Gesamtkrankengut von 930 Patienten. In 42 von den 47 Fällen war die Resektion möglich, die 3-Jahresüberlebensrate betrug bei niedrigem N-Status und R0-Resektionen 44%, bei Befall des linken Vorhofes allerdings lebte kein Patient mehr als 3 Jahre. Neben dieser Information, bezogen auf die prognostische Bedeutung der Infiltrationsregion, bestimmt wiederum der N-Status nach Ginsberg (1997) und McCaugham (1994) die Prognose. Obwohl von manchen Autoren zu derartigen Eingriffen ein N0-Stadium gefordert wird, kann die Indikation weit gestellt werden, da mehrere Studien zeigen, daß selbst bei N1-Status die Prognose (bis zu 32% 5-Jahresüberlebensrate) noch relativ gut ist, wenn eine R0-Resektion erreicht werden kann. Grundsätzlich gilt, daß selbst bei T3-Tumoren das Langzeitüberleben vom N-Status abhängig ist. Daß der Invasionsregion Bedeutung zukommt, zeigen die Ergebnisse nach erweiterten Resektionen an der Thoraxwand, wo 5-Jahresüberlebensraten zwischen 15% und 40% (im Mittel 30%) von verschiedenen Zentren mit repräsentativen Patientenkollektiven erzielt werden konnten.

1.3 Klinisch-experimentelle Therapien

1.3.1 Induktionstherapie

Breiten Raum in der klinisch experimentellen Forschung nimmt die Induktionstherapie ein, und nach derzeitigem Stand des Wissens kommt der Chirurgie dabei eine wesentliche Rolle sowohl in der Diagnostik, als auch in der Therapie zu. Zahlreiche Studien beschäftigen sich laufend mit der Erfassung von Daten, die bislang keinen Standard ergeben haben, und daher sollte die Induktionstherapie nur im Rahmen von Studien zur Anwendung kommen.

Nach ersten Erfahrungen von Rosell (1994) und Roth (1994) konnte von Vansteenkist (1999) bewiesen werden, daß mit einer Induktionstherapie im Vergleich zur Chemotherapie allein ein längeres Überleben der Patienten im Stadium IIIA

NSCLC zu erreichen ist. Den Studien von Roth und Rosell wurde anfangs entgegengehalten, daß mittels Chemotherapie in Kombination mit Radiotherapie ohne Chirurgie nach den Erfahrungen von Dillmann (1990) und Sause (1995) ein ähnlicher, jedoch nicht so ausgeprägter Effekt zu erreichen ist. Kritik wurde auch an den Studien von Rosell und Roth geübt, weil die operierte Gruppe lediglich einer Resektionstherapie ohne adjuvanter Nachbehandlung unterzogen wurde. Die Ergebnisse waren dennoch eindrucksvoll, da bei Roth die Verbesserung im medianen Überleben 6-fach und die 2-Jahresüberlebensrate doppelt so hoch angegeben wurde.

Diese vielversprechenden Ergebnisse haben zu Nachfolgestudien mit einer breiteren Anwendung der Induktionstherapie geführt. In einer laufenden Untersuchung mehrerer Zentren, unter anderem an den oben zitierten Memorial Sloan Kettering Cancer Centers in New York und M. D. Anderson Center in Houston, wird die Bedeutung der Induktionstherapie bei frühen Stadien (T1–2 N1 und T3 N0) untersucht, und erste Ergebnisse von De Leyn (1999) bestätigen, daß ein Down-Staging einerseits und die daraus folgende kurative Resektion andererseits erreicht werden können. Wesentliche Faktoren bestimmen die Überlebensrate. So wurden komplette Remissionen in 15 bis 30% von Eberhardt (1998) beobachtet, und die komplette Remission zeigte sich als wesentlicher Faktor der Prognose, da für diese Gruppe von Rosell (1998) eine 60%ige 5-Jahresüberlebensrate angegeben wurde. Ein weiterer prognostischer Faktor ist die komplette Resektion. In zahlreichen Studien wurde bestätigt, daß nach guter Remission die Resektabilität hoch ist und die längere Überlebensrate von Rendine (1999), Felip (1997) und Mathisen (1996) in direktem Zusammenhang mit der kompletten Resektion gebracht wird. Bei einer Thoracotomierate von 89% war in 56% eine komplette Resektion möglich, und in dieser Gruppe ließ sich eine 3-Jahresüberlebensrate von 41% feststellen.

Die optimale Anwendung von neoadjuvanter, aber auch postoperativer Chemotherapie bedarf daher der Identifikation von Patienten, welche von einer bestimmten Chemotherapie profitieren bzw. resistent sind. Molekulargenetische Tumorgewebsanalysen spielen eine wichtige Rolle bei der Lösung dieser Problematik. Mehrere Untersuchungen beweisen auch bereits schon klinisch, daß bestimmte genetische Veränderungen eine Chemotherapiesensibilität bedingen bzw. Resistenz erwarten lassen. So konnte Kandioler (1999) zeigen, daß die p53-Sequenzanalyse geeignet ist, das Ansprechen auf Cisplatin in der Induktionstherapie vorauszusagen. Rush (1995) hatte erstmals versucht, die p53-Immunhistochemie zur Vorhersage des Ansprechens auf Induktionstherapie heranzuziehen. Obwohl sich kein Zusammenhang zwischen Ansprechen und normaler p53-Immunhistochemie zeigte, ergab sich eine gewisse Relation zur abnormen Immunhistochemie und Resistenz. Kandioler gelang es dann 1999, mittels Sequenzanalyse den Zusammenhang in einem repräsentativen Krankengut herzustellen. Das Ansprechen auf neoadjuvante Therapie konnte mittels p53-Genanalyse bei allen Patienten richtig vorhergesagt werden. Ebenso ließ sich ein signifikanter Unterschied im Gesamtüberleben zwischen der Gruppe ohne p53-Mutation und jener mit p53-Mutation feststellen.

Es fand sich eine signifikante Korrelation zwischen normalem p53-Genotyp und Therapieansprechen ($p < 0{,}01$) als auch zwischen mutiertem Genotyp und Therapieversager. Weiters konnte gezeigt werden, daß nur die Genanalyse hohe Sensitivität und 100% Spezifität aufweist. Es ist zu erwarten, daß sich daraus eine direkte Konsequenz zur Indikationsstellung einer Resektion ableitet.

1.3.2 Multimodale Behandlung

Bei fortgeschrittenen Stadien ist eine alleinige Lokaltherapie (Chirurgie, Radiotherapie) nicht zielführend. Man kann davon ausgehen, daß im Stadium IIIA bereits in bis zu 80% Fernmetastasen, zumindest nach Ginsberg (1997) in Form einer Mikrometastase, vorliegen, die sicherlich als Ursache für die schlechten Langzeitergebnisse mit Chirurgie und Radiotherapie angesehen werden können. Das Erkennen bzw. Entdecken der Mikrometastasen wird nur mit hochsensitiven Techniken wie der Molekulargenetik möglich sein. Erste Ansätze ergeben sich aus der Technik des Finger-Printings. Kandioler (1994) konnte zeigen, daß das genetische Muster eines Primärtumors in der Metastase erhalten bleibt. Nach diesen genetischen Veränderungen kann mittels einer speziellen Technik der PCR (MASA Technik der Polymerase-Chain-Reaction) gefahndet und eine Sensitivität von 1 Tumorzelle auf 1.000.000 Normalzellen erreicht werden. Die gezielte Selektion von Patienten könnte den Einsatz einer zusätzlichen systemischen Therapie auch im Frühstadium sinnvoll machen. D'Amico (1999) berichtete kürzlich über ein molekularbiologisches Risikomodell für das Stadium I des NSCLC, eine Erkrankung, die trotz niedrigem Stadium auch nur in 60% bis 70% aller Fälle durch die radikale Resektion geheilt werden kann. Ziel dieser Studie war es, den Wert der 10 bekanntesten molekularen Marker beim NSCLC zu überprüfen und zu definieren, welche sich möglicherweise zur Selektion jener Patienten eignen, die trotz radikaler Resektion im Stadium I rezidivieren werden. Die immunhistochemische Analyse und multivariante Auswertung dieser Marker ergab ein signifikant erhöhtes Rezidiv- und Absterberisiko für Patienten mit positiven Resultaten für p53, Faktur VII, ERP-P2 und CD 44 bei einem Signifikanzniveau weit unter $p = 0,05$. Damit wurde ein interessanter Weg beschritten, der zukünftig auch im Stadium I oder II eine extensive Resektion mit Lymphadenektomie in Kombination mit systemischer Therapie prinzipiell rechtfertigen könnte. Es liegen bereits Daten vor, daß selbst bei Tumoren > 3 cm (N0 bis 1) die Überlebensrate verbessert werden kann. Die Beschränkung solcher intensiver Therapie auf Risikogruppen wäre geeignet, Komplikationen und Nebenwirkungen in eine sinnvolle Relation zum tatsächlichen Nutzen zu setzen. Multimodale Therapiekonzepte werden somit zukünftig sicherlich nicht nur beim fortgeschrittenen Stadium eingesetzt werden. Allerdings sind die Parameter für einheitliche Therapiemodalitäten noch nicht festgelegt, sodaß derzeit nach Gralla (1997) und Pifarre (1997) lediglich von erfolgversprechenden Trends gesprochen werden kann.

Zusätzlich zur Entwicklung neuer, effektiver Chemotherapeutika werden neue moderne Substanzen und Konzepte die Möglichkeiten der Chirurgie ergänzen bzw. erweitern. Dazu gehören etwa Antiangiogenesefaktoren, Wachstumsfaktorenblocker, Antionkogene und Gentherapie. Diese diversen Forschungsgebiete, die sich aus dem zunehmenden Verständnis der Biologie des NSCLC entwickelt haben, werden sicher notwendigerweise früher oder später in ein multimodales Therapiekonzept einschließlich Chirurgie einfließen. Sowohl auf dem Gebiet der Induktionstherapie mit der Etablierung neuer Medikamente als auch in multimodalen Therapiekonzepten mit der Entwicklung besserer Therapiestrategien rechnen Kris (1998) und Herse (1998) damit, daß der Rolle der Resektion neue Bedeutung zukommt. Durch das Down-Staging ergeben sich Indikationen zur Resektion in höheren Stadien, und möglicherweise kann der Minimalresektion beim funktionell derzeit inoperablen Patienten eine therapeutische Option zugewiesen werden. Somit ist es auch zukünftig geboten, daß Pulmologen, Onkologen, Chirurgen, Strahlentherapeuten und klinische Wissenschaftler gemeinsam Studienprotokolle erarbeiten und deren Ergebnisse auswerten.

2. Kleinzelliges Bronchuscarcinom

Die Chirurgie hat ihre Rolle in der multimodalen Behandlung des SCLC, wenn auch bisher nur in den frühen Stadien. Chemotherapie allein vermag lediglich eine 15–20%ige 2-Jahresüberlebensrate zu erzielen, und selbst in Kombination mit Strahlentherapie konnten die Ergebnisse nicht wesentlich verbessert werden. Das hat dazu geführt, daß in den letzten Jahren an den meisten Zentren nach der Empfehlung von Hara (1991), Holoye (1991), Macciarini (1991) und Müller (1992) die Resektion als Teil der Behandlung angesehen wird. Lucci (1997) berichtet beim Stadium T1 bis 3 N0, M0 eine mediane Überlebenszeit von 18 Monaten, und die errechnete 5-Jahresüberlebensrate wird mit 32% angegeben. Von 121 Patienten waren nach einer medianen Beobachtungszeit von 66 Monaten 23 am Leben und 21 davon geheilt. Diese Angaben bestätigen, daß die Chirurgie im multimodalen Behandlungskonzept wohl ihren Platz hat. Dabei muß auf das praeoperative Staging besonderer Wert gelegt werden; wurden doch 38 von 90 cN0-Patienten (42%) nach der Operation als pN1–2 klassifiziert. Beim pathologischen Staging ergab sich ein direkter Zusammenhang zwischen N-Status und Überlebensrate. Die 5-Jahresüberlebensrate der N0-Patienten war 46% bzw. 15% bei N1 und 10% bei N2. Die Therapieempfehlung geht davon aus, daß nach ausgedehntem Staging cN0-Patienten adjuvant mit Chemotherapie behandelt und dann operiert werden sollten. Elias (1997) schließt sich konsequent dieser Empfehlung an und berichtet über 35% 5-Jahresüberlebensraten beim frühen Stadium mit multimodaler Therapie einschließlich Chirurgie. Insgesamt scheinen bessere Überlebensraten durch praeoperative Chemotherapie möglich (35% bis 65% 5-Jahresüberlebensrate). Elias läßt offen, ob diese überraschend guten Ergebnisse durch ein Down-Staging erreicht werden. Es ist sicher zu bemerken, daß eine gewisse Vorselektion des chirurgischen Krankengutes in bezug auf Response inkludiert ist. Selbst bei komplettem Response wird die chirurgische Entfernung empfohlen, da Anteile von NSCLC bzw. hochdifferenzierte neurokrine Anteile in 30% nach Chemotherapie nachgewiesen werden können. Wahrscheinlich ist das ein ganz wichtiger Hinweis, um die Rolle der Chirurgie zu erklären.

Zukünftige Anwendungen der Gentherapie sind auch beim SCLC zu erwarten. Die Bedeutung der Chirurgie wird dabei neu zu definieren sein. Bislang hat sie ihre Bedeutung in den multimodalen Behandlungskonzepten.

Literatur

[1] Carretta A, Zannini P, Puglisi A, Chiesa G, Vanzulli A, Bianchi A, Fumagalli A, Bianco S (1999) Improvement of pulmonary function after lobectomy for non-small cell lung cancer in emphysematous patients. Eur J Cardiothorac Surg 15: 602–607.

[2] D'Amico TA, Massey M, Herdon IIJE, Morre M, Harpole Jr DH (1999) A biologic risk model for stage I lung cancer: Immunohistochemical analysis of 408 patients with the use of ten molecular markers. J Thorac Cardiovasc Surg 117: 736–743.

[3]   De Leyn P, Vansteenkiste J, Cuypers P, Deneffe G, Van Raemdonck D, Coosemans W, Verschakelen J, Lerut T (1997) Role of cervical mediastinoscopy in staging of non-small cell lung cancer without enlarged mediastinal lymph nodes on CT scan. Eur J Cardiochorac Surg 12: 706–712.

[4]   Dillman RD, Seargren SL, Proper K, et al. (1990) A randomized trial of induction chemotherapy plus high-dose radiation vs radiation alone in stage III NSCLC. N Engl J Med 323: 940–945.

[5]   Eberhardt W, Wilke H, Stamatis G, Stuschke M, Harstrick A, Menker H, Krause B, Müller MR, Stahl M, Flasshove M, Budach V, Greschuchna D, Konietzko N, Sack H, Seeber S (1998) Preoperative chemotherapy followed by concurrent chemoradiation therapy based on hyperfractionated accelerated radiotherapy and definitive surgery in locally advanced non-small-cell lung cancer: Mature results of a phase II trial. J Clin Oncol 16: 622–634.

[6]   Elias AD (1997) Small cell lung cancer. State-of-the-art therapy in 1996. Chest 112: 251S–258S.

[7]   Felip E, Moreno I, Canela M, et al. (1997) Spanish Lung Cancer Group randomized trial of preoperative chemotherapy (cisplatin either 50 mg/m^2 or 100 mg/m^2) in stage IIIA (N2) non-small-cell lung cancer. 8th World Conference on Lung Cancer, Dublin, Ireland.

[8]   Fukuse T, Wada H, Hitomi S (1997) Extended operation for non-small cell lung cancer invading great vessels and left atrium. Eur J Cardiothorac Surg 11: 664–669.

[9]   Ginsberg R, Vokes EE, Raben A (1997) Non-small cell lung cancer. In: De Vita Jr VT, Hellman W, Rosenberg SA (Hrsg.): Cancer – Principles and Practice of Oncology, S. 858–910. Lippincott, Philadelphia, PA.

[10] Graham NJA, Chan KJM, Pastorino U, Goldstraw P (1999) Systematic nodal dissection in the intrachoracic staging of patients with non-small-cell lung cancer. J Thorac Cardiovasc Surg 117: 246–251.

[11] Gralla RJ, Cole JT, Robertson CN, et al. (1997) Docetaxel plus cisplatin: An active combination regimen in non-small cell lung cancer. Oncology 11: 27–30.

[12] Hara N, Ohta M, Ichinose Y, Motohiro A, Kuda T, Asoh H, Kawasaki M (1997) Influence of surgical resection before and after chemotherapy on survival in small-cell lung cancer. J Surg Oncol 47: 53–61.

[13] Hassenstein EOM (1997) Strahlentherapie beim Bronchialcarcinom: Was ist Routine, was ist neu? Atemw Lungenkrkh 23: 322–326.

[14] Häussinger K, Weeg O, Kohlhäufl M (1997) Bronchialcarcinom: Was ist an Diagnostik unabdingbar, was ist überflüssig? Atemw Lungenkrkh 23: 308–315.

[15] Herse B, Dalichau H, Wörmann B, Hemmerlein B, Schmidberger H, Hess CF, Hannemann P, Criee CP, Hiddemann W, Griesinger F (1998) Induction combination chemotherapy with docetaxel and carboplatin in advanced non-small cell lung cancer. Thorac Cardiovasc Surg 46: 298–302.

[16] Holoye PY, Shirinian M (1991) Adjuvant surgery in the multimodality treatment of small-cell lung cancer. Am J Clin Oncol 14: 251–253.

[17] Jansen HJ, Zeidler D (1999) Die lungenfunktionelle Abklärung des pulmonalen Resektionsumfanges in der Thoraxchirurgie. Atemw Lungenkrkh 25: 138–150.

[18] Kandioler-Eckersberger D, Kappel S, Mittelböck M, Dekan G, Ludwig C, Janschek E, Pirker R, Wolner E, Eckersberger F (1999) The TP53 genotype but not immunohistochemical results is predictive of response to cisplatin-based neoadjuvant therapy in stage III non-small cell lung cancer. J Thorac Cardiovasc Surg 117: 744–750.

[19] Kandioler D, Födinger M, Müller MR, Mannhalter Ch, Eckersberger F, Wolner E (1994) Carcinogenic specifity of p53 tumor suppressor gene mutations in lung cancer. J Thorac Cardiovasc Surg 107: 1095–1098.

[20] Keenan RJ, Landreneau RJ, Mack MJ (1998) Videoassisted thoracoscopy for the diagnosis and management of pleural diseases. Am Rev Respir Dis 147: 737 A.

[21] Kris MG (1998) What does chemotherapy have to offer patients with advances-stage non-small cell lung cancer? Semin Oncol 25/3 (Suppl 8): 1–4.

[22] Koniezko N, Ferlinz R, Loddenkemper R, Magnussen H, Toomes H, Schlimmer P, Wichert W (1994) Empfehlungen zur praeoperativen Lungenfunktionsdiagnostik. Deutsche Gesellschaft für Pneumologie. Pneumologie 48: 296–299.

[23] Landreneau RJ, Mack MJ, Dowling RD, Liketisch JD, Keenan RJ, Ferson PF, Hazelrigg StR (1998) The role of thoracoscopy in lung cancer management. Chest 113: 6S–12S.

[24] Lucchi M, Mussi A, Chella A, Janni A, Ribechini A, Menconi GF, Angeletti CA (1997) Surgery in the management of small-cell lung cancer. Eur J Cardiothorac Surg 12: 689–693.

[25] Macchiarini P, Hardin M, Basolo F, Bruno J, Chella A, Angeletti CA (1991) Surgery plus adjuvant chemotherapy for T1-3N0M0 small-cell lung cancer. Am J Clin Oncol 4: 218–224.

[26] Mathisen DJ, Wain JC, Wright C, et al. (1996) Assessment of preoperative accelerated radiotherapy and chemotherapy in stage IIIA (N2) non-small cell lung cancer. J Thorac Cardiovasc Surg 111: 123–133.

[27] McCaughan BD (1994) Primary lung cancer invading the chest wall. Surg Clin North Am 4: 17–28.

[28] Mountain CF (1997) A new international staging system for lung cancer. Chest 89: 225 S–233 S.

[29] Muller LC, Salzer GM, Huber LC, Prior C, Ebner I, Frommhold H, Prauer HW (1992) Multimodality treatment of small-cell lung cancer in TNM stages I through IIIa. Ann Thorac Surg 54: 493–497.

[30] Offical Statement of the American Thoracic Society and the European Respiratory Society (1997) Pretreatment evaluation of non-small cell lung cancer. Am J Respir Crit Care Med 156: 320–332.

[31] Pani S, McKelvey A, Riordan Ch, Federico JA, Ponn RB (1998) Pulmonary esection for malignancy in the elderly: Is age still a risk factor? Eur J Cardiothoracic Surg 14: 40–45.

[32] Pifarre A, Rosell R, Monzo M, et al. (1997) Prognostic value of replication errors on chromosomes 2p and 3p in non-small cell lung cancer. Br J Cancer 75: 184–189.

[33] Van Raemdonck DE, Schneider A, Ginsberg RJ (1992) Surgical treatment for higher stage non-small cell lung cancer. Ann Thorac Surg 54: 999–1013.

[34] Rea F, Loy M, Bortolotti L, Feltracco P, Fiore D, Sartori F (1997) Morbidity, mortality and survival after bronchoplastic procedures for lung cancer. Eur J Cardiothorac Surg 11: 201–205.

[35] Rendina EA, Venuta F, De Giacomo T, Ciccone AM, Ruvolo G, Coloni GF, Ricci C (1999) Induction chemotherapy for T4 centrally located non-small cell lung cancer. J Thorac Cardiovasc Surg 117: 225–233.

[36] Richter LK, Sendsen UG, Milman N, Brenoe J, Petersen BN (1997) Exercise testing in the preoperative evaluation of patients with bronchogenic carcinoma. Eur Respir J 10: 1559–1565.

[37] Rosell R (1998) The integration of newer agent into neoadjuvant therapy. Semin Oncol 25: 24–27.

[38] Rosell R, Gomez-Codina J, Camps C (1994) A randomized trial comparing preoperative chemotherapy plus surgery with surgery alone in patients with non-small cell lung cancer. N Engl J Med 330: 153–158.

[39] Rush V, Klimstra D, Venkatraman E, Oliver J, Martini N, Gralla R, et al. (1995) Aberrant p53 expression predicts clinical resistance to cisplatinum-based chemotherapy in local advanced non-small cell lung cancer. Cancer Res 55: 5038–5042.
[40] Sause W, Scott C, Taylor S, et al. (1995) Induction chemotherapy plus radiation in NSCLC. J Natl Cancer Inst 87: 198–205.
[41] Vansteenkist J, De Leyn P, Deneffe G, Menten J, Lerut T, Demedts M, The Leuven Cancer Group (1998) Present status of induction treatment in stage IIIA-N2 non-small cell lung cancer: A review. Eur J Cardiothorac Surg 13: 1–12.

Korrespondenz: Prof. Dr. Franz Eckersberger, Abt. für Herz- und Thoraxchirurgie, Universitätsklinik für Chirurgie, Währinger Gürtel 18–20, A-1090 Wien, Österreich.

Internistisch-onkologische Therapie des nicht-kleinzelligen Bronchialcarcinoms

Christian Manegold

1. Einleitung

Die Therapie des nicht-kleinzelligen Bronchialcarcinoms (NSCLC) richtet sich ganz wesentlich nach dem Stadium der Tumorerkrankung. Säulen dieses stadienabhängigen Therapiekonzeptes sind Operation, Strahlentherapie und Chemotherapie. Die systemische Therapie hat dabei in den vergangenen Jahren in allen Tumorstadien an Bedeutung gewonnen. Bei Patienten mit lokal begrenzter Tumorerkrankung wird die Chemotherapie heute zeitlich abgestimmt mit Operation und/oder Radiotherapie kombiniert eingesetzt. Bei ausgewählten Patienten im Tumorstadium III hat dieses bi- oder trimodale Vorgehen unter Einschluß der Chemotherapie inzwischen die Qualität eines neuen Therapiestandards erreicht. Bei lokal weit fortgeschrittener Erkrankung oder bei Fernmetastasierung können mit der modernen Kombinations-Chemotherapie eine Verlängerung der Überlebenszeit erreicht sowie tumorbedingte Symptome gebessert und die Lebensqualität positiv beeinflußt werden. Die Belege hierfür finden sich in einer Vielzahl randomisierter Studien und Metaanalysen der vergangenen Jahre. Die Ergebnisse dieser Studien haben auf der Grundlage einer aktualisierten Therapie-Empfehlung der Amerikanischen Gesellschaft für klinische Onkologie die therapeutische Praxis verändert und die zunächst weit verbreitete Zurückhaltung gegenüber einer palliativen zytostatischen Therapie des NSCLC vielerorts überwunden. Wesentliche Träger dieser positiven Entwicklung sind die Platin-haltige Kombinations-Chemotherapie und eine Reihe neuer zytotoxischer Substanzen mit zum Teil einzigartigen Wirkmechanismen (Antimetabolite, stabilisierende Antitubuline, Topoisomerase-I-Inhibitoren). Außerdem werden uns aktuell für die klinische Entwicklung antineoplastische Substanzen zur Verfügung gestellt, die sich durch ihre vorwiegend „zytostatische" Wirkung von der klassischen „zytotoxischen" Chemotherapie unterscheiden und deshalb geeignet sind, die Entwicklung einer besseren medikamentösen Behandlung weiter zu beschleunigen (hypoxische Zytotoxine, Matrix-Metalloproteinase-Inhibitoren, Angiogenese-Inhibitoren, Signal-Transduktions-Modulatoren).

Um der internistisch-onkologischen Therapie des NSCLC heute gerecht zu werden, ist in einer aktuellen Würdigung der systemischen Therapie auf folgende Bereiche näher einzugehen: 1. Die palliative Chemotherapie; 2. die induktive (präoperative, neoadjuvante) Chemotherapie; sowie 3. die sequentielle und simultane Chemo-Radiotherapie.

2. Die Chemotherapie bei fortgeschrittener Tumorerkrankung

Die zytostatische Therapie trägt bei Patienten mit lokal fortgeschrittener Erkrankung, die nicht operiert werden können und für die auch eine Strahlentherapie nicht sinnvoll erscheint (Stadium IIIB – Pleuraerguß, supraclaviculärer Lymphknotenbefall), und bei Patienten mit Fernmetastasen ausschließlich palliativen Charakter. Ein kurativer Behandlungsansatz besteht demnach nicht. Sie kann jedoch die Überlebenszeit verlängern, tumorbedingte Symptome reduzieren und die Lebensqualität positiv beeinflussen (Grilli et al. 1993; Souguet et al. 1993; Non-small Cell Lung Cancer Collaborative Group, 1995). Eine wichtige Orientierungshilfe für den täglichen Umgang mit der zytostatischen Therapie beim fortgeschrittenen NSCLC ist die Empfehlung der Amerikanischen Gesellschaft für klinische Onkologie (Clinical Practice Guidelines, 1997).

2.1 Cisplatin/Carboplatin-haltige Kombinationstherapie

Diese ASCO-Empfehlung basiert auf einer Vielzahl randomisierter Studien und Metaanalysen, in denen gezeigt werden konnte, daß die Kombinations-Chemotherapie der ausschließlich symptomorientierten supportiven Behandlung (best supportive care) statistisch signifikant überlegen ist. Sie berücksichtigt weiterhin, daß – wie im Konsensus-Report der IASLC (International Association for the Study of Lung Cancer) festgeschrieben – der Performance-Status, das Krankheitsstadium und das Ausmaß des Gewichtsverlustes die stärksten prognostischen Faktoren einer erfolgreichen Behandlung darstellen (Feld et al. 1997). Um den Vorteil einer Chemotherapie realisieren zu können, ist zum jetzigen Zeitpunkt eine Kombinations-Chemotherapie erforderlich, die Cisplatin (Carboplatin) als Basiskomponente enthält, schon frühzeitig begonnen wird und 8 Behandlungszyklen nicht überschreitet.

Die Entwicklung der Platin-haltigen Kombinations-Chemotherapie basiert auf der guten Wirksamkeit von Cisplatin beim fortgeschrittenen NSCLC (Ansprechrate: ca. 15%) sowie seiner Stellung als unabhängiger prognostischer Faktor (Albain et al. 1991) und geht zurück bis in die späten 80er Jahre.

Zunächst sind es randomisierte Studien, die zeigen konnten, daß die klassischen Cisplatin-haltigen Kombinationen wie z. B. Cisplatin/Etoposid, Cisplatin/Vindesin, Cisplatin/Ifosfamid/Mitomycin C oder Cisplatin/Ifosfamid/Etoposid im Vergleich zu „best supportive care" in signifikanter Weise die Überlebenszeit verlängern, die Lebensqualität sicherstellen und tumorbedingte Symptome mildern können (Rapp et al. 1988; Woods et al. 1990; Cellerino et al. 1991; Kassa et al. 1991; Cullen et al. 1999). Gleichwohl bestand anfangs trotz dieser positiven Ergebnisse die Skepsis gegenüber der Cisplatin-haltigen Kombinationstherapie fort, da in ersten Vergleichsstudien von Cisplatin-Mono- und Cisplatin-Kombinationstherapie Überlebensvorteile für die Kombination nicht zweifelsfrei festgestellt werden konnten (Bonomi 1989; Klastersky et al. 1990; Gandara et al. 1993). Inzwischen liegen jedoch die Ergebnisse von mindestens 4 randomisierten Phase-III-Studien vor, die übereinstimmend zeigen konnten, daß die Kombinationen Cisplatin/Vinorelbin, Cisplatin/Gemcitabin, Cisplatin/Tirapazamin und Cisplatin/Paclitaxel mit respektablen Ansprechraten und Überlebenszeiten signifikant besser wirksam sind als die Cisplatin-Monotherapie (Gatzemeier et al. 1998; van Pawel et al. 1998; Sandler et al. 1998; Wozniak et al. 1998).

Angesichts einer Vielzahl von Schemata ergibt sich die Frage, welche der möglichen Platin-haltigen Kombinationstherapien bevorzugt eingesetzt werden sollte. Dieser Frage angenommen haben sich verschiedene kooperative Studiengruppen, die in randomisierter Form 1. neue Platin-haltige Kombinationen mit älteren (Tab. 1); 2. neue Kombinationen untereinander sowie 3. Platin-haltige Schemata mit Platin-freien Kombinationen (Tab. 2) vergleichen. Die bislang vorliegenden Daten

Tabelle 1. Neue Medikamente in Kombination im Vergleich beim fortgeschrittenen NSCLC: Ergebnisse randomisierter Studien (PFZ: Progressionsfreie Zeit, MÜZ: Mediane Überlebenszeit, ÜZ: Überlebenszeit, n.a.: nicht angegeben)

	PFZ (Mo)	MÜZ (Mo)	1-Jahres-ÜZ (%)	Ref.
Vindesin/Cisplatin	n.a.	7,6	28	Le Chevalier
Vinorelbin/Cisplatin	n.a.	9,5	37	(1994)
Etoposid/Cisplatin	3,0	7,6	32	Bonomi
Paclitaxel (135)/Cisplatin	4,5	9,5	37	(1996)
Paclitaxel (250)/Cisplatin	5,3	9,9	39	
Etoposid/Cisplatin	3,3	8,2	37	Belani
Paclitaxel/Carboplatin	4,0	7,7	32	(1998)
Mitomycin/Ifosfamid/Carboplatin	5,0	9,5	n.a.	Crino
Gemcitabin/Cisplatin	4,8	8,6	n.a.	(1998)
Etoposid/Cisplatin	4,3	7,2	26	Cardenal
Gemcitabin/Cisplatin	6,9	8,7	32	(1999)

Tabelle 2. Chemotherapie beim fortgeschrittenen NSCLC: Randomisierte Phase-III-Studien

EORTC 08975	ECOG 1594
Paclitaxel 175 mg/m^2 (3 h) Cisplatin 80 mg/m^2	Paclitaxel 135 mg/m^2 (24 h) Cisplatin 75 mg/m^2
Gemcitabin 1.250 mg/m^2 (1, 8) Cisplatin 80 mg/m^2	Docetaxel 75 mg/m^2 (1 h) Cisplatin 75 mg/m^2
Paclitaxel 175 mg/m^2 (3 h) Gemcitabin 1.250 mg/m^2	Gemcitabin 1.000 mg/m^2 (1, 8, 15) Cisplatin 100 mg/m^2
	Paclitaxel 225 mg/m^2 (3 h) Carboplatin AUC 6

erlauben eine Rangordnung unter den neuen Kombinationen nicht (Le Chevalier et al. 1994; Bonomi et al. 1996; Crino et al. 1998; Belani et al. 1998; Cardenal et al. 1999; Manegold 1999a). Somit bestehen heute für eine Cis(Carbo)platin-haltige Kombinations-Chemotherapie beim fortgeschrittenen NSCLC mehrere Behandlungsoptionen. Für die Entscheidung im Einzelfall und die Wahl einer bestimmten Kombination, Dosierung und Infusionszeit werden deshalb bis auf weiteres neben dem therapeutischen Index, dem Verhältnis von Wirkung und Toxizität zusätzliche Faktoren wie z. B. institutionelle Präferenz, der aktuelle Zulassungsstatus, die finanziellen Rückerstattungssysteme, die Kosten-Nutzen-Relation, die Lebensqualität sowie Praktikabilität und Akzeptanz maßgebend sein.

2.2 Die zytostatische Monotherapie

Im Zusammenhang mit der Chemotherapie im Stadium IV NSCLC ist außerdem zu verweisen auf die Debatte um die zytostatische Palliation der großen Zahl von Patienten, die aus allgemeinen Gründen (Performance-Status > 1; Begleiterkrankungen; Toxizitätsrisiko) für eine (Platin-haltige) Kombinationstherapie nicht in Betracht kommen können. Der gegenwärtige Stand der Diskussion läßt sich folgendermaßen zusammenfassen: Der Bedarf an einer situationsgerechten „milden" zytostatischen Therapie für „elderly" und „unfit" ist groß und ihre Akzeptanz unter den Betroffenen in hohem Maße gegeben. Einig ist man sich über die Bedingungen. Diese Chemotherapie sollte effektiv sein (Symptomlinderung, Lebensqualitätsgarantie, Überlebenszeitverlängerung), gut verträglich sowie sicher und praktikabel in ihrer Anwendung, auch unter ambulanten Bedingungen. Einigkeit besteht auch darüber, daß die zytostatische Monotherapie im Prinzip diese Bedingungen erfüllen könnte. Anzumerken ist jedoch, daß das Konzept der zytostatischen Monotherapie bzw. der sequentiellen Monotherapie studienmäßig heute noch nicht ausreichend abgesichert ist. Der Umgang mit neuen Substanzen hat zweifelsfrei die klinische Bewertung der zytostatischen Monotherapie beschleunigt (Lilenbaum und Green 1993; Edelman und Gandara 1996; Ruckdeschel 1998; Manegold 1999b). Die Gründe hierfür liegen in der guten Monoaktivität der neuen Zytostatika sowohl bei Chemotherapie-unvorbehandelten (first-line) (Depierre et al. 1991; Murphy et al. 1993; Abratt et al. 1994; Fossella et al. 1995; Hainsworth et al. 1995; Manegold et al. 1996; Francis et al. 1997) als auch bei chemotherapeutisch vorbehandelten Patienten (second-line) (Murphy et al. 1994; Crino et al. 1999; Fossella et al. 1999; Shepherd et al. 1999), ihrer einfachen Anwendung und ihrer guten Verträglichkeit. Unterstützung findet die Monotherapie als palliative Maßnahme inzwischen schon durch vorläufige Ergebnisse verschiedener, mehrheitlich jedoch noch nicht vollständig publizier-ter Studien, die die Monotherapie mit „best supportive care" verglichen haben (Anderson et al. 1996; Thatcher et al. 1996; Gridelli et al. 1998; Roszkowski 1999) (Tab. 3). Diese deuten an, daß die Chemotherapie bei guter Verträglichkeit die Überlebenszeit verlängern und die Lebensqualität verbessern kann.

Tabelle 3. Monotherapiekonzepte mit neuen Medikamenten als First-line-Therapie im Vergleich zu „best supportive care" beim fortgeschrittenen NSCLC

Vinorelbin 30 mg/m² i.v. Tage 1, 8–3-wöchtl.	Gridelli (1998)
Gemcitabin 1.000 mg/m² i.v. Tage 1, 8, 15–4-wöchtl.	Anderson (1997)
Paclitaxel 200 mg/m² i.v. (3h) Tag 1–3-wöchtl.	Thatcher (1998)
Docetaxel 100 mg/m² i.v. Tag 1–3-wöchtl.	Roszkowski (1999)

3. Die Chemotherapie bei lokal begrenzter Tumorerkrankung

Operation und Radiotherapie als alleinige lokale therapeutische Maßnahmen unterliegen gegenwärtig der Herausforderung durch multimodale Behandlungskonzepte. Die zytostatische Therapie spielt dabei sowohl bei Inoperabilität als auch bei primär operablen Patienten eine zunehmende Rolle und hat als integrierter Bestandteil dieser neuen Konzepte inzwischen partiell den Status eines neuen Behandlungsstandards erreicht (ASCO Guidelines 1997). Am besten untersucht worden sind bislang das Tumorstadium IIIA, eingeschlossen „bulky disease", sowie das Stadium IIIB, ohne malignen Pleuraerguß. Die Tumorstadien I und II (Mountain 1997) sind neuerdings Gegenstand klinischer Studien multimodaler Therapiekonzepte (Medical Research Council-LU 22; Depierre et al. 1999).

3.1 Chemo/Radiotherapie

Für die kombinierte Chemo-Radiotherapie in Betracht kommen inoperable Patienten mit guter Prognose unter besonderer Berücksichtigung des Performance-Status und des krankheitsbedingten Gewichtsverlustes (Feld et al. 1997). Für diese Gruppe konnte nachgewiesen werden, daß die sequentielle und simultane Kombination von thoracaler Bestrahlung und Cisplatin-haltiger Chemotherapie im Vergleich zur alleinigen Strahlentherapie die Überlebenszeit signifikant verlängern kann, und dies im wesentlichen über eine bessere Kontrolle der Fernmetastasen (Dillman et al. 1990; Le Chevalier et al. 1991; Schaake-Koning et al. 1992; Non-small Cell Lung Cancer Collaborative Group 1995; Sause et al. 1995; Jeremic et al. 1996; Pritchard und Anthony 1996) (Tab. 4, 5).

Der Nachweis der Prognoseverbesserung durch eine sequentielle oder simultane Chemo-Radiotherapie hat zu einer Vielzahl klinischer Projekte mit unterschiedlichen Fragestellungen geführt (Lee et al. 1996; Choy et al. 1997; Latz et al. 1998; Schraube et al. 1998; Furuse et al. 1999; Clamon et al. 1999). Vorrangig geht es um die Bestimmung der optimalen Sequenz von Chemo- und Radiotherapie und die Bewertung der sequentiellen (voll dosiert) oder simultanen Chemotherapie (dosiskomprimiert) und die Gestaltung von Radio- und Chemotherapie.

Tabelle 4. Sequentielle oder simultane Chemo-Radiotherapie beim inoperablen lokal fortgeschrittenen NSCLC: Ergebnisse ausgewählter randomisierter Studien (RT: Radiotherapie, CT: Chemotherapie, n: Anzahl der Patienten, MÜZ: mediane Überlebenszeit, ÜZ: Überlebenszeit, Ref.: Autoren)

	n	MÜZ (Mo)	2-Jahres-ÜZ (%)	Ref.
RT	77	10	13[a]	Dillman
CT/RT	78	14	26	(1990)
RT	177	12	14[a]	Le Chevalier
CT/RT	176	11	21	(1992)
RT	149	11	19[a]	Sause
CT/RT	151	14	32	(1994)
RT	223	10	16	Cullen
CT/RT	112	12	20	(1999)
RT	331[c]	12	13[a]	Schaake-Koning
CT[b]/RT		13	26	(1992)

[a] $p < 0.05$
[b] Cisplatin täglich
[c] Gesamtaufnahme in 3armige Studien

Tabelle 5. Simultane Chemo-Radiotherapie (Auswahl) beim inoperablen lokal fortgeschrittenen NSCLC (IFO: Ifosfamid; RT: Radiotherapie; DDP: Cisplatin; DOC: Docetaxel)

IFO	↓	↓	↓	↓	↓	↓	1.000 mg/m²
RT	↓↓↓↓↓	↓↓↓↓↓	↓↓↓↓↓	↓↓↓↓↓	↓↓↓↓↓	↓↓↓↓↓	2 Gy
Tag	1	8	15	22	29	36	
Schraube (1998)							

DOC	↓	↓	↓	↓	↓	↓	20 mg/m²
RT	↓↓↓↓↓	↓↓↓↓↓	↓↓↓↓↓	↓↓↓↓↓	↓↓↓↓↓	↓↓↓↓↓	2 Gy
Tag	1	8	15	22	29	36	
Mauer (1998)							

DDP	↓↓↓↓↓	↓↓↓↓↓	6 mg/m²	↓↓↓↓↓	↓↓↓↓↓	6 mg/m²
RT	↓↓↓↓↓	↓↓↓↓↓	3 Gy	↓↓↓↓↓	↓↓↓↓↓	2,5 Gy
Tag	1	8		36	43	
Schaake-Koning (1992)						

Besonders attraktiv für die Weiterentwicklung der Chemo-Radiotherapie sind auch die neuen Zytostatika, die sich beim fortgeschrittenen NSCLC als besonders effektiv erwiesen haben. Diese besitzen im Vergleich zu älteren Substanzen u. a. besondere Interaktionen mit ionisierenden Strahlen (Tab. 5). Die bislang vorliegenden Ergebnisse mit neuen Antitubulinen, Antimetaboliten sowie Topoisomerase-I-Inhibitoren stammen allerdings ausschließlich aus Phase-I/II-Studien (Belani et al.

1997; Choy et al. 1997; Mauer et al. 1998; Aamdal et al. 1998; van Zandwijk et al. 1998; Masters et al. 1998; Gregor et al. 1999; Vokes et al. 1999). Randomisierte Studien laufen oder befinden sich in Planung (Curran, 1999). Eingeschlossen in diese klinischen Prüfungen sind auch Patienten mit ungünstiger Prognose (Performance Status > 1). Die RTOG vergleicht beispielsweise in einer Phase-III-Studie bei dieser heterogenen Gruppe von Patienten ein neues multimodales Behandlungskonzept – bestehend aus Radiotherapie und simultaner Carboplatin/Etoposid-Chemotherapie – mit der alleinigen thoracalen Radiotherapie.

3.2 Präoperative Chemotherapie

Die Ergebnisse einer alleinigen Operation im Tumorstadium III NSCLC sind unbefriedigend und auch im Stadium I und II verbesserungsbedürftig. Ein Blick auf die 5-Jahres-Überlebensraten verschiedener Erhebungen verdeutlicht dies eindrucksvoll (Naruke et al. 1988; Mountain 1989; Bülzebruck et al. 1992). Verantwortlich für die ungünstige Langzeitprognose ist in bis zu 70% der Fälle die Entwicklung von Fernmetastasen (Perez et al. 1980). Eine Verbesserung der Prognose ist deshalb am ehesten durch eine systemische Komponente in einem multimodalen Therapiekonzept zu erwarten.

Die induktive (präoperative; neoadjuvante) Chemotherapie bietet sich hierfür aus verschiedenen Gründen vorrangig an. Die noch intakte Tumorvaskularisation erlaubt ein Optimum an Medikamentenexposition. Die Tumorresponse am Primärtumor schafft bessere Voraussetzungen für die nachfolgende lokale Therapie (bessere Wirkung der Radiotherapie bei geringerer Tumormasse; geringere Anzahl positiver Resektionsränder). Auf die Weiterentwicklung von Mikrometastasen kann frühzeitig Einfluß genommen werden.

Für das Konzept der Induktions-Chemotherapie spricht außerdem, daß mit einer frühen Applikation eine wesentlich höhere Wirksamkeit der Chemotherapie verbunden ist. Die Rate objektiver Tumorrückbildungen verdoppelt sich im Tumorsta-

Tabelle 6. Induktions-Chemotherapie im Stadium III NSCLC: Ergebnisse ausgewählter Phase-II-Studien (CR: Komplette Remission; SD: Stable Disease; PR: Partielle Remission; PD: Tumorprogression)

		Ansprechen (%)				
	n	CR	PR	SD	PD	Ref.
Cisplatin/ Docetaxel	34	12	53	30	6	Betticher (1999)
Carboplatin/ Paclitaxel	40	–	59	18	23	O'Brien (1999)
Cisplatin/ Gemcitabin	31	5,5	72	5,5	3	van Zandwijk (1998)
Cisplatin/ Vinorelbin	30	–	60	23	17	Cigolari (1998)

dium III im Vergleich zum Tumorstadium IV. Für die Platin-haltige Kombinationstherapie, die Gemcitabin, Docetaxel bzw. Taxol oder Vinorelbin enthält, werden in Phase-II-Studien Responseraten von deutlich über 50% erzielt (Cigolari et al. 1998; van Zandwijk et al. 1998; Betticher et al. 1999; O'Brien et al. 1999). Bedeutsam für die Wahl einer bestimmten Medikamenten-Kombination für den präoperativen Einsatz ist aber nicht nur eine möglichst hohe Tumorrückbildungsrate sondern auch eine möglichst geringe Rate an Tumorprogressionen. Hier deuten sich Unterschiede an (Tab. 6).

Neben einer großen Zahl von nicht-randomisierten „Feasibility"-Studien (Manegold und Drings 1994), gibt es inzwischen Ergebnisse aus 4 randomisierten

Tabelle 7. Induktionstherapie Stadium III NSCLC: Ergebnisse randomisierter Studien (OP: Operation, CT: Chemotherapie, MÜZ: Mediane Überlebenszeit, RR: Resektionsrate)

	n	RR (%)	MÜZ (Mo)	2-Jahres-ÜZ (%)
Pass (1992)				
OP	14	96	16	21
CT-OP	13	85	29	46
Roth (1994)				
OP	32	66	11[a]	25[a]
CT-OP	28	61	64	60
Rosell (1994)				
OP	30	90	8[a]	0[a]
CT-OP	29	85	26	29
Elias (1997)				
OP	24	–	29	4
CT-OP	23	–	19	–

[a] $p < 0.05$

Tabelle 8. EORTC 08941 Operation versus Radiotherapie im Stadium IIIA (N2) nach erfolgreicher Induktions-Chemotherapie (CR – Komplette Remission, PR – Partielle Remission, MR – Minimale Remission)

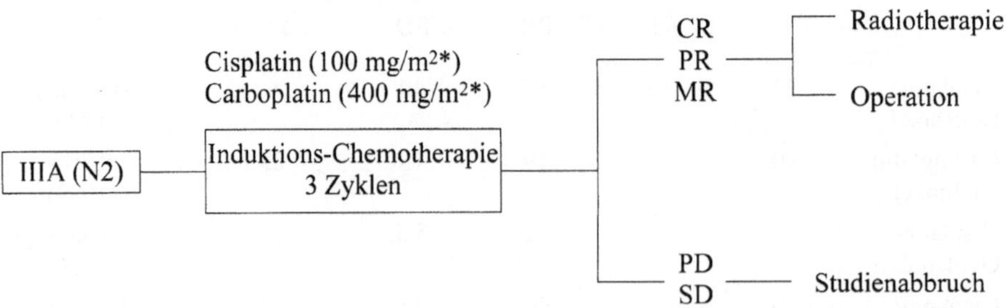

*Chemotherapie – Minimalanforderung

Studien, die sich mit der Frage der präoperativen Chemotherapie befaßt haben, 2 mit positivem Ausgang für die bimodale Behandlung (Rosell et al. 1994; Roth et al. 1994) und 2 mit negativem (Pass et al. 1992; Elias et al. 1997). Die Ergebnisse dieser Studien (Tab. 7) haben zu einer Zunahme der Akzeptanz dieses multimodalen Behandlungskonzeptes im Stadium IIIA innerhalb (Tab. 8) und außerhalb klinischer Studien geführt. Dennoch gibt es berechtigte Kritikpunkte, die von einer generellen Übernahme dieses Konzeptes zur Zeit noch abhalten sollten. So ist die Zahl aller in randomisierten Studien behandelten Patienten klein. In der spanischen Studie wurden viele Patienten ohne Mediastinalbefall aufgenommen. Ein operatives Staging unter Einschluß der Mediastinoskopie erfolgte nur bei etwa zwei Drittel der Patienten. Die biologischen Merkmale der Tumoren beider Arme unterschieden sich signifikant (K-RAS-Mutation und Aneuploidie). Die Ergebnisse im Operationsarm sind erstaunlich schlecht. Bezüglich der zwei negativen Studien sind ebenfalls Defizite auszumachen. In der Studie der CALGB wurde präoperativ eine Radiotherapie von 40 Gy verwendet, und in der NCI-Studie wurden insgesamt nur 27 Patienten ausgewertet.

Die präoperative Kombination aus Chemo- und Radiotherapie besitzt gegenüber der alleinigen induktiven Chemotherapie verschiedene theoretische Vorteile. Sie kombiniert lokale und systemische Behandlungsansätze und zielt damit schon frühzeitig sowohl auf eine lokale als auch eine systemische Tumorkontrolle. Die bisherigen Phase-II-Studien unterstützen diese Konzeption und bestätigen die „Feasibility" dieses Vorgehens auch bezüglich der operativen Morbidität (Weiden et al. 1991; Albain et al. 1995; Strauss et al. 1992, 1996; Choy et al. 1997; Rice et al. 1997; Eberhardt et al. 1998; Thomas et al. 1999).

Offen ist bislang die Frage, ob die praeoperative Chemo- oder Chemo-Radiotherapie auch auf ausgewählte Patienten im Tumorstadium IIIB angewendet werden sollte. Verschiedene Arbeitsgruppen haben diese Frage aufgegriffen und kommen zu dem Schluß, daß das Tumorstadium IIIB nicht prinzipiell von der klinischen Prüfung dieses Konzeptes ausgeschlossen werden sollte (Albain et al. 1995; Eberhardt et al. 1998; Thomas et al. 1999).

4. Neue medikamentöse Therapieansätze

Aus der pharmakologischen Forschung kommen aktuell interessante, antineoplastisch wirksame Substanzen (Boral et al. 1998), die sich durch ihre Struktur und ihren Wirkmechanismus von der klassischen Chemotherapie unterscheiden und sowohl „zytotoxisch" als auch „zytostatisch" wirksam sein können (Tab. 9). Tira-

Tabelle 9. Neue medikamentöse Behandlungsansätze

Hypoxische Zytotoxine
Signal-Transduktions-Modulatoren
Matrix-Metallo-Proteinasen-Inhibitoren
Angiogenese-Inhibitoren

pazamin (SR259075) ist ein Benzotriazin mit selektiv hypoxisch-zytotoxischer Wirkung. Erste klinische Untersuchungen von Tirapazamin in Kombination mit Cisplatin ergaben beim NSCLC vielversprechende Ansprechraten (Miller et al. 1997; Treat et al. 1998). In einer randomisierten Phase-III-Studie war Cisplatin/Tirapazamin wirksamer als die Cisplatin-Monotherapie mit einer signifikant besseren Überlebenszeit und höheren Ansprechraten (von Pawel et al. 1998). Volldosiertes Tirapazamin (390 mg/m^2) kann darüber hinaus mit Paclitaxel und Cisplatin wirksam und verträglich kombiniert werden (Ng et al. 1998). In weiteren Studien wird Tirapazamin gegenwärtig mit Vinorelbin/Cisplatin und Carboplatin/Paclitaxel oder auch mit einer Chemo-Radiotherapie kombiniert.

Matrixmetalloproteinase-Inhibitoren und Angiogenese-Hemmstoffe zielen auf das Metastasierungsverhalten und die mit Tumorinvasion, Tumorwachstum und Tumordissemination verbundene Neovaskularisation (Fidler und Ellis, 1994). Marimastat, ein oral verfügbarer MMP-Inhibitor der zweiten Generation, ist der am weitesten klinisch entwickelte Matrixmetalloproteinase-Inhibitor (Rasmussen et al. 1997; Wojtowicz-Praga et al. 1998).

BAY 12-9566 hemmt die Gelatinasen MMP-2 und MMP-9 (Rowinsky et al. 1998). Er ist oral verfügbar und beim NSCLC Gegenstand verschiedener Phase-III-Studien. In der SWOG 9906 wird BAY 12-9566 bei inoperablen Patienten im Stadium III nach Absolvierung der Chemo-Radiotherapie eingesetzt. Die ECOG plant eine Studie beim fortgeschrittenen NSCLC, in der nach absolvierter Chemotherapie die Patienten im experimentellen Arm zusätzlich BAY 12-9566 erhalten sollen.

Anti-VEGF ist ein humanisierter monoklonaler Antikörper, der die VEGF-(vascular endothelial growth factor)-assoziierte Angiogenese hemmen kann (Giatromanolaki et al. 1998). Praeklinische Untersuchungen konnten zeigen, daß anti-VEGF dosisabhängig und in Verbindung mit einer zytostatischen Therapie synergistisch wirksam ist. Eine Phase-II-Studie untersucht anti-VEGF in Kombination mit Paclitaxel/Carboplatin. Eine randomisierte Phase-III-Studie befindet sich in Planung und vergleicht eine Chemotherapie (Cisplatin/Gemcitabin) mit und ohne anti-VEGF.

Trastuzumab ist ein humanisierter monoklonaler Antikörper, der den HER-2-neu-Rezeptor bindet und inzwischen auch beim HER-2-positiven NSCLC klinisch getestet wird (Coussens et al. 1985). Eine Überexpression des HER-2-neu-Proteins findet sich beim NSCLC in annähernd 25% und steht für Verkürzung der Überlebenszeit und Chemotherapie-Resistenz (Kern et al. 1990). In einer Phase-II-Studie der SWOG wird Trastuzumab bei Chemotherapie-naiven Patienten mit fortgeschrittenem NSCLC zunächst als Monotherapie und später simultan zur zytostatischen Therapie (Paclitaxel/Carboplatin) eingesetzt (Gandara et al. 1999). Die ECOG plant einen Vergleich von Chemotherapie mit und ohne Trastuzumab. Des weiteren hat eine multinationale randomisierte Phase-II-Studie begonnen, die 150 Patienten aufnehmen soll und Trastuzumab mit Cisplatin/Gemcitabin kombiniert.

K-RAS-Onkogene sind wegen der Häufigkeit von Mutationen und der Bedeutung der RAS-associated signal transduction pathways für die Zellproliferation ebenfalls das Ziel moderner Therapieansätze beim NSCLC. Farnesylproteintransferase-Inhibitoren (FTI) stören die RAS-Funktion durch eine Blockade der Farnesylation (Cox und Der 1997). Praeklinische Studien konnten zeigen, daß FTIs das Tumorzellwachstum hemmen und das Metastasierungspotential herabsetzen (Rosen et al. 1996; Gibbs und Oliff 1997). In Kombination mit Mikrotubulin-stabilisierenden Medikamenten (Taxane) sind FTIs synergistisch wachstumshemmend (Moasser et al. 1998). Für R115777, einem oralen FTI, sind die Phase-I-Untersuchung abgeschlossen (Zujewski et al. 1998) und Phase-II-Prüfungen beim fortgeschrittenen NSCLC in Planung.

5. Zusammenfassung

Die internistisch-onkologische Therapie des NSCLC hat in den letzten Jahren zweifelsfrei an Bedeutung gewonnen. Dies liegt einmal an ihrem inzwischen gesicherten Wert in der Palliation des Stadiums IV. Dies ist aber auch das Ergebnis der Anwendung der systemischen Therapie innerhalb multimodaler Therapiekonzepte im Frühstadium des NSCLC. Gemeint sind die Anwendung der Chemotherapie als induktive Chemo- bzw. Chemo-Radiotherapie praeoperativ und bei Inoperabilität die simultane oder sequentielle Chemo-Radiotherapie. Neue zytostatische Substanzen aus der Gruppe der stabilisierenden Antitubuline, der Antimetaboliten und der Topoisomerase-I-Inhibitoren haben die Entwicklung der zytostatischen Therapie beim NSCLC entscheidend beeinflußt und beschleunigt. Eine weitere Verbesserung der internistisch-onkologischen Therapie verspricht man sich durch neue, überwiegend „zytostatisch" wirksame Substanzen, wie z. B. hypoxischer Zytokine, Matrix-Metalloproteinase-Inhibitoren, Angiogenese-Inhibitoren sowie Signal-Transduktions-Modulatoren, deren klinische Prüfung in größerem Umfang gerade erst begonnen hat.

Literatur

[1] Aamdal S, Hallen MN, Tonelli D, Lauvvang G, Owre K, Hatlevoll R (1998) Docetaxel (Taxotere) combined with radiation in locally advanced non-small cell lung cancer: A phase I/II study. Proc ASCO 17: 476a (abstr. 1830).

[2] Abratt RP, Bezwoda WR, Falkson G, Goedhals L, Hacking D, Rugg TA (1994) Efficacy and safety profile of Gemcitabine in non-small cell lung cancer. A phase II study. J Clin Oncol: 12, 1535–1540.

[3] Albain KS, Crowley JJ, LeBlanc M, Livingston RB (1991) Survival determinants in extensive stage non-small cell lung cancer: The Southwest Oncology Group experience. J Clin Oncol 9: 1618–1626.

[4] Albain KS, Rush VW, Crowley JJ, Rice TW, Turrisi III AT, Weick JK, Lonchyna VA, Presant CA, McKenna RJ, Gandara DR, Fosmire H, Taylor SA, Stelzer KJ, Beasley KR, Livingston RB (1995) Concurrent Cisplatin/Etoposide plus chest radiotherapy followed by surgery for stage IIIA (N2) and IIIB non-small cell lung cancer: Major results of Southwest Oncology Group phase II study 8805. J Clin Oncol 13: 1880–1892.

[5] Anderson H, Cottier B, Nicolson M, Milroy R, Maughan T, Bond M, Falk S, Burt B, Carmichael J, Thatcher N (1997) Phase III study of Gemcitabine versus best supportive care in advanced non-small cell lung cancer. Lung Cancer 18 (suppl. 1): 9 (abstr.).

[6] Belani CP, Natale RB, Lee JS, Socinski M, Robert F, Waterhouse D, Rowland K, Ansari R, Lilenbaum R, Sridhar K (1998) Randomized phase III trial comparing Cisplatin/Etoposide versus Carboplatin/Paclitaxel in advanced and metastatic non–small cell lung cancer (NSCLC). Proc ASCO 17: 455a (abstr. 1751).

[7] Betticher DC, Hasu Schmitz SF, Gauthier Y, von Briel C, Breitenbücher A, Roth A, Spiliopoulos A, Pless M, Stahel R, Weder W, Tötch M, Cerny T, Ris HB (1999) Neo-adjuvant chemotherapy with Docetaxel and Cisplatin in patients with non-small cell lung cancer stage IIIA, N2 is highly active with few toxicities. Proc ASCO 18: 473a (abstr. 1824).

[8] Bonomi P, Kim K, Chang A, Johnson D (1996) Phase III trial comparing Etoposide/Cisplatin versus Taxol with Cisplatin-G-CSF versus Taxol/Cisplatin in advanced non-small cell lung cancer. Proc ASCO 15: 382 (abstr 1145).

[9] Bonomi PD, Finkelstein DM, Ruckdeschel JC, Blum RH, Green MD, Mason B, Hahn R, Tormey DC, Harris J, Comis R, Glick J (1989) Combination chemotherapy versus single agents followed by combination chemotherapy in stage IV non-small cell lung cancer: A study of the Eastern Cooperative Oncology Group. J Clin Oncol 7: 1602–1613.

[10] Boral AL, Dessain S, Chabner BA (1998) Clinical evaluation of biologically targeted drugs: Obstacles and opportunities. Cancer Chemother Pharmacol 42 (suppl.): 3–21.

[11] Bülzebruck H, Bopp R, Drings P, Bauer E, Krysa S, Probst G, van Kaick G, Müller KM, Vogt-Moykopf I (1992) New aspects in the staging of lung cancer: Prospective validation of the International Union against cancer TNM classification. Cancer 70: 1102–1110.

[12] Cardenal F, Lopez-Cabrerizo MP, Anton A, Alberola V, Massuti B, Carrato A, Barneto I, Lomaz M, Garcia M, Lianes P, Montalar J, Vadell C, Gonzalez-Larriba JL, Nguyen B, Artal A, Rosell R (1999) Randomized phase III study of Gemcitabine/Cisplatin versus Etoposide/Cisplatin in the treatment of locally advanced or metastatic non-small cell lung cancer. J Clin Oncol 17: 12–18.

[13] Cellerino R, Tummarello D, Guidi F, Isidori P, Raspugli M, Biscottini B, Fatati G (1991) A randomized trial of alternating chemotherapy versus best supportive care in advanced non-small cell lung cancer. J Clin Oncol 9: 1453–1461.

[14] Choi NC, Carey RW, Daly W, Mathisen D, Wain J, Wright C, Lynch T, Grossbard M, Grillo H (1997) Potential impact on survival of improved tumor down staging and resection rate by preoperative twice-daily radiation and concurrent chemotherapy in stage IIIA non-small cell lung cancer. J Clin Oncol 15: 712–722.

[15] Choy H, Akerley W, Safran H, Graziano S, Bogart J, Williams T, Cole B, Kennedy T (1997) Phase II trial of weekly Paclitaxel, Carboplatin and concurrent radiation therapy for locally advanced non-small cell lung cancer. Proc ASCO 16: 456a (abstr. 1637).

[16] Cigolari S, Curcio C, Massimo M, Sessa R, Palmieri EA, Vasta M, Maiorino A (1998) Vinorelbine/Cisplatin combination neo-adjuvant chemotherapy in stage IIIB non-small cell lung cancer: Results after 2 years. Lung Cancer 21 (suppl. 1): 53 (abstr.).

[17] Clamon G, Herndon J, Cooper R, Chang AY, Rosenman J, Green MR (1999) Radio-sensitization with Carboplatin for patients with unresectable stage III non-small cell lung cancer: A phase III trial of the Cancer and Leukemia Group B and the Eastern Cooperative Oncology Group. J Clin Oncol 17: 4–11.

[18] Clinical practice guidelines for the treatment of unresectable non-small cell lung cancer (1997) J Clin Oncol 15: 2996–3018.

[19] Coussens L, Yang Feng T, Liao YC, Chen E, Gray A, McGrath J, Seeburg PH, Libermann TA, Schlessinger J, France U (1985) Tyrosine kinase receptor with extensive homology to EGF receptor shares chromosomal location with new oncogene. Science 230: 1132–1139.

[20] Cox AD, Der CJ (1997) Farnesyl transferase inhibitors and cancer treatment: Targeting simple ras? Biochem Biophys Acta 1333: F51–F71.

[21] Crino L, Conte P, De Marinis F, Rinaldi M, Ridelli C, Cerebelli A, Matano E, Marangolo M, Bartolucci R, Oliva C, Tonato M for the Italian Lung Cancer Project

(1998) A randomized trial of Gemcitabine, Cisplatin (GP) versus Mitomycin, Ifosfamide, and Cisplatin (MIC) in advanced non-small cell lung cancer (NSCLC). A multicenter phase III study. Proc ASCO 17: 455a (abstr 1750).

[22] Crino L, Mosconi AM, Scagliotti G, Selvaggi G, Novello S, Rinaldi M, Giulia MD,
Gridelli C, Rossi A, Calandri C, De Marinis F, Noseda M, Tonato M (1999) Gemcita-
bine as second-line treatment for advanced non-small cell lung cancer: A phase II trial.
J Clin Oncol 17: 2081–2086.

[23] Cullen MH, Billingham LJ, Woodroffe CM, Chetiyawardana AD, Gower NH, Joshi R,
Ferry DR, Rudd RM, Spiro SG, Cook JE, Trask C, Bessell E, Connolly CK, Tobias J,
Souhami RL (1999) Mitomycin, Ifosfamide, and Cisplatin in unresectable non-small
cell lung cancer: Effects on survival and quality of life. J Clin Oncol 17: 3188–3194.

[24] Curran Jr WJ (1999) Issues in the non-operative management of patients with locally
advanced non-small cell lung cancer, S. 370–373. ASCO Educational Book.

[25] Depierre A, Le Marie E, Dabouis G, Garnier G, Jacoulet P, Dalphin JC (1991) A phase
II study of Navelbine (Vinorelbine) in the treatment of non-small cell lung cancer. Am
J Clin Oncol 14: 115–119.

[26] Depierre A, Milleron B, Moro D, Chevret S, Braun D, Quoix E, Lebeau B, Breton JL,
Lemarie E, Gouva S, Paillot N, Brechot JM, Janicot H, Lebas FX, Terrioux P, Fous-
her P, Monchatre M, Coetmeur D, Clavier J, Villeneuve A, Westeel V, Chastang C
(1999) Phase III trial of neo-adjuvant chemotherapy in resectable stage I (except T1
N2), II, IIIA non-small cell lung cancer. Proc ASCO 18: 465a (abstr. 1792).

[27] Dillman RO, Seagren SL, Propert KJ, Guerra J, Eaton WL, Perry MC, Carey RW, Frei
EF, Green MR (1990) A randomized trial of induction chemotherapy plus high-dose
radiation versus radiation alone in stage III non-small cell lung cancer. N Engl J Med
323: 904–905.

[28] Eberhardt W, Wilke H, Stamatis G, Stuschke M, Harstrick A, Menker H, Krause B,
Mueller MR, Stahl M, Flasshove M, Budach V, Greschuchna D, Konietzko N, Sack
H, Seeber S (1998) Preoperative chemotherapy followed by concurrent chemo-radio-
therapy based on hyperfractionated accelerated radiotherapy and definitive surgery in
locally advanced non-small cell lung cancer: Major results of a phase II trial. J Clin
Oncol 16: 622–634.

[29] Edelman MJ, Gandara DR (1996) Promising new agents in the treatment of non-small
cell lung cancer. Cancer Chemother Pharmacol 37: 385–393.

[30] Elias AD, Herdon J, Kumar P, Shugarbaker D, Green MR for the Cancer and Leukemia Group B (1997) A phase III comparison of „best local-regional therapy“ with or
without chemotherapy for stage IIIA T2–3 N2 non-small cell lung cancer: Preliminary
results. Proc ASCO 16: 448a (abstr. 1611).

[31] Feld R, Abratt R, Graziano S, Jassem J, Lacquet L, Ninane V, Paesmans M, Rocmans
P, Schiepers C, Stahel R, Stephens R (1997) Pretreatment minimal staging and prognostic factors for non-small cell lung cancer. Lung Cancer 17 (suppl.): 3–10.

[32] Fidler IJ, Ellis LM (1994) The implications of angiogenesis for the biology and therapy
of cancer metastasis. Cell 79: 185–188.

[33] Fossella FV, DeVore R, Cerr R, Crawford J, Natale R, Dunphy F, Kalman L, Gandara
D, Gamzar F, Hammershaimb L, Kim Y, Crist W (1999) Phase III trial of Docetaxel
100 mg/m^2 or 25 mg/m^2 vs Vinorelbine/Ifosfamide for non-small cell lung cancer previously treated with Platinum-based chemotherapy. Proc ASCO 18: 460a (abstr.
1776).

[34] Fossella FV, Lee JS, Shin DM, Calayag M, Huber M, Perez-Soler R, Murphy WK,
Lippman S, Benner S, Glisson B, Chasen M, Hong WK, Raber M (1995) Phase II study
of Docetaxel for advanced or metastatic platinum-refractory non-small cell lung cancer. J Clin Oncol 13: 645–651.

[35] Francis PA, Rigas JR, Kris MG, Pisters KMW, Orazem JB, Woodley KJ, Heelan RT

(1997) Phase II trial of Docetaxel in patients with stage III and IV non-small cell lung cancer. J Clin Oncol 12: 1232–1237.

[36] Furuse K, Fukuoka M, Takada Y, Nishikawa H, Katagami N, Kudoh S, Nakamura S, Kawahara M, Takada M, Ariyoshi Y (1999) Phase III study of concurrent versus sequential thoracic radiotherapy in combination with Mitomycin, Vindesine and Cisplatin in unresectable stage III non-small cell lung cancer: 5-year median follow-up results. Proc ASCO 18: 458a (abstr. 1770).

[37] Gandara DR, Crowley J, Livingston RB, Perez EA, Taylor CW, Weiss G, Neeve JR, Hutchins LF, Roach RW, Grunberg SM, Braun TJ, Natale RB, Balcerzak SP (1993) Evaluation of Cisplatin intensity in metastatic non-small cell lung cancer: A phase III study of the Southwest Oncology Group. J Clin Oncol 11: 873–878.

[38] Gandara DR, Edelman MJ, Lara P, Lau D (1999) Current status and novel therapeutic approaches in advanced non-small cell lung cancer, S. 362–369. ASCO Educational Book.

[39] Gatzemeier U, von Pawel J, Gottfried M, ten Velde GMP, Mattson K, DeMarinis F, Harper P, Salvati F, Robinet G, Lucenti A, Bogaerts J, Winograd B, Gallant G (1998) Phase III comparative study of high-dose Cisplatin (HD-CIS) versus a combination of Paclitaxel (TAX) and Cisplatin (CIS) in patients with advanced non-small cell lung cancer (NSCLC). Proc ASCO 17: 454a (abstr. 1748).

[40] Giatromanolaki A, Koukourakis M, Kakolyris S, Turley H, O'Byrne K, Scott PA, Pezzella F, Georgoulias V, Harris AL, Gatter KC (1998) Vascular endothelial growth factor, wild-type p53, and angiogenesis in early operable non-small cell lung cancer. Clin Cancer Res 4: 3017–3024.

[41] Gibbs JB, Oliff A (1997) The potential of farnesyl transferase inhibitors as cancer chemotherapeutics. Ann Rev Pharmacol Toxicol 37: 143–166.

[42] Gregor A, Price A, van der Leest AHC, Scalliet P, Wets M, Jungnelius U, Lemmens JB, Groen HJM (1999) Phase I study of Gemcitabine and radiotherapy in stage III non-small cell lung cancer. Proc ASCO 18: 506a (abstr. 1953).

[43] Gridelli C for the elderly lung cancer Vinorelbine Italian Study Group (1999) Effects of Vinorelbine on quality of life and survival in elderly patients with advanced non-small cell lung cancer. J NCI 91 (1): 66–72.

[44] Grilli R, Oxman AD, Julian JA (1993) Chemotherapy for advanced non-small cell lung cancer: How much benefit is enough? J Clin Oncol 11: 1866–1872.

[45] Hainsworth JD, Thompson DS, Greco FA (1995) Paclitaxel by 1-hour infusion: An active drug in metastatic non-small cell lung cancer. J Clin Oncol 13: 1609–1614.

[46] Jeremic B, Shibamoto Y, Acimovic L, Djuric L (1996) Randomized trial of hyperfractionated radiotherapy with or without concurrent chemotherapy for stage III non-small cell lung cancer. J Clin Oncol 13: 452–458.

[47] Kassa S, Lund E, Thorud E, Hadlevol R, Host H (1991) Symptomatic treatment versus combination chemotherapy for patients with extensive non-small cell lung cancer. Cancer 67: 2443–2447.

[48] Kern JA, Schwartz DA, Nordberg JE, Weiner DB, Greene MI, Torney L, Robinson RA (1990) P185neu expression in human lung adeno-carcinomas predicts shortened survival. Cancer Res 50: 5184–5191.

[49] Klastersky J, Sculier JP, Lacroix H, Dabouis G, Bureau G, Libert P, Richez M, Ravez P, Vandermoten G, Thiriaux J, Cordier R, Finet C, Berchier MC, Sergysels R, Mommen P, Paesmans M (1990) A randomized study comparing Cisplatin or Carboplatin with Etoposide in patients with advanced non-small cell lung cancer: European Organization for Research and Treatment of Cancer Protocol 07861. J Clin Oncol 8: 1556–1562.

[50] Latz D, Schulze T, Manegold C, Schraube P, Flentje M, Weber KJ (1998) Combined

effects of ionizing radiation and 4-hydroperoxyifosfamide in vitro. Rad Ther Oncol 46: 276–283.

[51] Le Chevalier T, Brisgand D, Douillard JY, Pujol JL, Alberola V, Monnier A, Riviere A, Lianes P, Chomy P, Cigolari S, Gottfried M, Ruffie P, Panizo A, Gaspard MH, Ravaioli A, Besenval M, Besson F, Martinez A, Barthaud P, Tursz T (1994) Randomized study of Vinorelbine and Cisplatin versus Vindesine and Cisplatin versus Vinorelbine alone in non-small cell lung cancer: Results of an European multicenter trial including 612 patients. J Clin Oncol 12: 360–367.

[52] LeChevalier T, Arriagada R, Quoix E, Ruffie P, Martin M, Tarayre M, Lacombe-Terrier MJ, Douillard JY, Laplanche A (1991) Radiotherapy alone versus combined chemotherapy and radiotherapy in unresectable non-small cell lung cancer: First analysis of a randomized trial in 353 patients. J Natl Canc Inst 83: 417–423.

[53] Lee J, Scott C, Komaki R, Fossella FV, Dundas GS, McDonald S, Byhardt RW, Curran Jr WJ (1996) Concurrent chemoradiation-therapy with oral Etoposide and Cisplatin for locally advanced inoperable non-small cell lung cancer: Radiation Therapy Oncology Group Protocol 91–06. J Clin Oncol 14: 1055–1064.

[54] Lilenbaum RC, Green MR (1993) Novel chemotherapeutic agents in the treatment of non-small cell lung cancer. J Clin Oncol 11: 1391–1402.

[55] Manegold C, Drings P (1994) Zur Rolle der Chemotherapie beim nicht-kleinzelligen Bronchialcarcinom (NSCLC) im Tumorstadium III. Onkologie 17: 294–302.

[56] Manegold C, Bergman B, Chemaissani A, Dornof W, Drings P, Kellokumpu-Lehtinen P, Liippo K, Mattson K, v. Pawel J, Ricci S, Sederholm C, Stahel RA, Wagenius G, v. Walree N, ten Bokkel-Huinink W (1997) Single-agent Gemcitabine versus Cisplatin-Etoposide: Early results of a randomized phase II study in locally advanced or metastatic non-small cell lung cancer. Ann Oncol 8: 525–529.

[57] Manegold C (1999a) Randomized studies with Gemcitabine in advanced non-small cell lung cancer. Rev Oncologia 1 (suppl. 2): 70–74.

[58] Manegold C (1999b) Docetaxel (Taxotere) in non-small cell lung cancer: Ongoing studies in Heidelberg and future plans. Sem Oncol 26 (suppl. 11): 23–27.

[59] Masters GA, Haraf DJ, Hoffman PC, Drinkard LC, Krauss SA, Ferguson MK, Olak J, Samuels L, Golomb HM, Vokes EE (1998) Phase I study of Vinorelbine, Cisplatin, and concomitant thoracic radiation in the treatment of advanced chest malignancies. J Clin Oncol 16: 2157–2163.

[60] Mauer AM, Masters GA, Harraf DJ, Hoffman PC, Watson SM, Golomb HM, Vokes EE (1998) Phase I study of Docetaxel with concomitant thoracic radiation therapy. J Clin Oncol 16: 159–164.

[61] Miller VA, Ng K, Grant SC, Kindler H, Pizzo B, Heelan RT, v. Roemeling R, Kris MG (1997) Phase II study of the combination of Tirapazamine with Cisplatin in patients with advanced NSCLC. Ann Oncol 8: 1269–1271.

[62] Moasser MM, Sepp-Lorenzino L, Kohl NE, Oliff A, Balog A, Su DS, Danishefsky SJ, Rosen N (1998) Farnesyl transferase inhibitors cause enhanced mitotic sensitivity to taxol and epothilones. Proc Natl Acad Sci USA 95: 1369–1374.

[63] Mountain CF (1998) Value of the new TNM staging system for lung cancer. Chest 96 (suppl. 1): 47s.

[64] Murphy WK, Fossella FV, Winn RJ, Shin DM, Hynes HE, Gross HM, Davilla E, Leimert J, Dhingra H, Raber MN (1993) Phase II study of Taxol in patients with untreated non-small cell lung cancer. J Natl Cancer Inst 85 (5): 384–388.

[65] Murphy WK, Winn RJ, Huber M, Fossella FV, Goldberg D, Bresant CA, Flynn PJ, Coldman B, Clements S, Raber M, Hong WK (1994) Phase II study of Taxol in patients with non-small cell lung cancer who have failed Platinum-containing chemotherapy. Proc ASCO 13: 363 (abstr. 1224).

[66] Naruke T, Goya T, Tsuchiya R, Suemasu K (1988) Prognosis and survival in resected

lung carcinoma based on the new international staging system. J Thorac Cardiovasc Surg 96: 440–451.

[67] Ng K, Treat J, O'Dwyer P, Friedland D, Miller VA (1998) A phase I trial of the additions of Paclitaxel to Tirapazamine (tpz) and Cisplatin in patients with advanced non-small cell lung cancer. Proc ASCO 17: 496a (abstr. 1910).

[68] Non-Small Cell Lung Cancer Collaborative Group (1995) Chemotherapy in non-small cell lung cancer: A meta-analysis using updated data on individual patients from 52 randomized clinical trials. BMJ 311: 899–909.

[69] O'Brien M, Smith IE, Postmus PE, Smith E, Biesma B, Curran D, Daamen S, Splinter T, Giaccone G for the EORTC-LCCG (1999) Taxol and Carboplatin induction chemotherapy in stage IIIA non-small cell lung cancer: An EORTC 08958 phase II trial. Proc ASCO 18: 942a (abstr. 1898).

[70] Pass HI, Pogrebniak HW, Steinberg SM, Mulshine J, Minner JD (1992) Randomized trial of neo-adjuvant therapy for lung cancer: Interim analysis. Ann Thorac Surg 53: 992–996.

[71] Perez CA, Stanley K, Rubin P, Kramer S, Brady LW, Marks JE, Perez-Tamajo R, Brown GS, Concannon JP, Rotman M (1980) Patterns of tumor recurrence after definitive irradiation for inoperable non-oat cell carcinoma of the lung. Int J Radiat Oncol Biol Phys 6: 987–993.

[72] Pritchard RS, Anthony SP (1996) Chemotherapy plus radiotherapy compared with radiotherapy alone in the treatment of locally advanced unresectable, non-small cell lung cancer: A meta-analysis. Ann Intern Med 125: 723–729.

[73] Rapp E, Pater JL, Willan A, Cormier Y, Murray N, Evans WK, Hodson DI, Clark DA, Feld R, Arnold AM, Ayoub JI, Wilson KS, Latreille J, Wierzbicki F, Hill DP (1988) Chemotherapy can prolong survival in patients with advanced non-small cell lung cancer: Report of a Canadian multicenter randomized trial. J Clin Oncol 6: 633–641.

[74] Rasmussen H, Rugg T, Brown P, Baillet M, Millar A (1997) A 371 patient meta-analysis of studies of Marimastat in patients with advanced cancer. Proc ASCO 16: 429a (abstr. 1538).

[75] Rice TW, Adelstein DJ, Bäcker M, Larto MA, Kirbey TJ (1997) Stage III non-small cell lung cancer: Short course multimodality treatment with accelerated fractionation radiation, concurrent Cisplatin/Paclitaxel chemotherapy and surgery. Lung Cancer 18 (suppl. 1): 64.

[76] Rosell R, Gomez-Codina J, Camps C, Maestre J, Padille J, Canto A, Mate JL, Li S, Roig J, Olazabal A, Canela M, Ariza A, Skacel Z, Morera-Prat J, Abad A (1994) A randomized trial comparing preoperative chemotherapy plus surgery with surgery alone in patients with non-small cell lung cancer. N Engl J Med 330: 153–158.

[77] Rosen N, Bos M, Ma Z, Rands E, Cole NE, Oliff A, Mendelson J, Sepp-Lorenzino L (1996) Farnesylprotein-Transferase Inhibitors (FTIs) as potential anti-cancer agents. Ann Oncol 7 (suppl 1): 27 (abstr. 055).

[78] Roszkowski K (1999) Taxotere versus best supportive care in chemo-naive patients with unresectable non-small cell lung cancer: Final results of a phase III study. EJC 35 (suppl. 4): 246 (abstr. 976).

[79] Roth JA, Fossella F, Komaki R, Ryan MB, Putnam JB, Lee JS, Dhingra H, De Caro L, Chasen M, McGavran M (1994) A randomized trial comparing peri-operative chemotherapy and surgery with surgery alone in resectable stage III non-small cell lung cancer. J Natl Canc Inst 86: 673–680.

[80] Rowinsky E, Hammond L, Aylesworth C, Humphrey R, Siu L, Smith L, Thurman A, Rodriguez G, Sorensen M, v. Hoff D, Eckhardt SG (1998) Prolonged administration of BAY 12-9566, an oral non-peptidic biphenyl matrix metalloproteinase (MMP) inhibitor: A phase I and pharmacokinetic study. Proc ASCO 17: 216a (abstr. 836).

[81] Ruckdeschel JC (1998) Chemotherapy for lung cancer: New agents with significant benefit. Prim Care Cancer 18: 26–32.
[82] Sandler A, Nemunaitis J, Dehnam C, Cormier Y, v. Pawel J, Niyikiza C, Nguyen B, Einhorn L (1998) Phase III study of Cisplatin with or without Gemcitabine in patients with advanced non-small cell lung cancer (NSCLC). Proc ASCO 17: 454a (abstr. 1747).
[83] Sause WT, Scott C, Taylor S, Johnson D, Livingston R, Komaki R, Emami B, Curran WJ, Byhardt RW, Turrisi AT (1995) Radiation therapy Oncology Group 88-08 and Eastern Cooperative Oncology Group 4588: Preliminary results of a phase III trial in regionally advanced, unresectable non-small cell lung cancer. J Natl Canc Inst 87: 198–205.
[84] Schaake-Koning C, van den Bogaert W, Dalesio O, Vesten J, Hoogenhout J, van Houtte P, Kirkpatrick A, Koolen M, Maat B, Nijs A (1992) Effects of concomitant Cisplatin and radiotherapy on inoperable non-small cell lung cancer. N Engl J Med 326: 524–530.
[85] Schraube P, Latz D, Manegold C, Bischoff H, Krempien R, Preßler K, Wannenmacher M, Drings P (1998) Concurrent radiochemotherapy with Ifosfamide in unresectable stage III non-small cell lung cancer. Onkologie 21: 57–62.
[86] Shepherd F, Ramlau R, Mattson K, Gressot L, O'Rourke M, Vincent M, Burkes R, Levitan N, Bergman B, Kraszko P, Baez L, Lynch T, Rudd R, Berille J, Kim Y, Coughlin S, Gralla R (1999) Randomized study of Taxotere versus best supportive care in non-small cell lung cancer patients previously treated with platinum-based chemotherapy. Proc ASCO 18: 463a (abstr. 1784).
[87] Souquet PJ, Chauvin F, Boissel JB, Cellerino R, Cormier Y, Ganz PA, Kaasa S, Pater JL, Quoix E, Rapp E (1993) Polychemotherapy in advanced non-small cell lung cancer: A meta-analysis. Lancet 342: 19–21.
[88] Strauss GM, Herndon JE, Sherman DD, Mathisen DJ, Carey RW, Choi NC, Rege VB, Modeas C, Green MR (1992) Neoadjuvant chemotherapy and radiotherapy followed by surgery in stage IIIA non-small cell carcinoma of the lung: Report of a Cancer and Leukemia Group B phase II study. J Clin Oncol 10: 1237–1244.
[89] Strauss GM, Herndon JE, Sherman DD, Mathisen DJ, Carey RW, Choi NC, Rege VB, Green MR (1996) Induction chemoradiation followed by surgery in stage IIIA non-small cell carcinoma of the lung: Long term results of Cancer and Leukemia Group B protocol 8634. Proc ASCO 15: 376 (abstr. 1121).
[90] Thatcher N, Ranson M, Anderson H, Burt P, Dawidson N, Nicolson M, Falk S, Carmichael J, Washington T, Jeynes A (1998) Phase III study of Paclitaxel versus best supportive care in inoperable non-small cell lung cancer. Ann Oncol 9 (suppl. 4): 1 (abstr. 4 O).
[91] Thomas M, Rübe C, Semik M, von Eiff M, Freitag L, Macha HN, Wagner W, Klinke F, Scheld HH, Willich N, Bertel WE, Junker K (1999) Impact of preoperative bimodality induction including twice-daily radiation on tumor regression and survival in stage III non-small cell lung cancer. J Clin Oncol 17: 1185–1193.
[92] Treat J, Johnson E, Langer C, Belani C, Haynes B, Greenberg R, Rodriquez R, Drobins P, Miller Jr W, Meehan L, McKeon A, Devin J, v. Roemeling R, Viallet J (1998) Tirapazamine with cisplatin: A phase II trial in advanced non-small cell lung cancer (NSCLC). J Clin Oncol 16: 3524–3527.
[93] v. Pawel J, v. Roemeling R (1998) Survival benefit from Tirazone (Tirapazamine) and Cisplatin in advanced non-small cell lung cancer (NSCLC) patients: Final results from the phase III CATAPULT trial. Proc ASCO 17: 454a (abstr. 1749).
[94] van Zandwijk N, Crino L, Kramer GW, Gans S, Schrammel FM, Termeer A, Schlösser NJ, Postmus PE, Daamen S, van Glabbeke M, Giaccone G, for the EORTC-LCCG (1998) Phase II study of Gemcitabine plus Cisplatin as induction regimen for patients

with stage IIIA non-small cell lung cancer by the EORTC Lung Cancer Cooperative Group (EORTC 08955). Proc ASCO 17: 468a (abstr. 1199).

[95] Vokes EE, Leopold KA, Herndon II JE, Crawford J, Perry MC, Miller AA, Green MR (1999) A randomized phase II study of Gemcitabine or Paclitaxel or Vinorelbine with Cisplatin as induction chemotherapy and concomitant chemo-radiotherapy for unresectable non-small cell lung cancer (CALGB study 9431). Proc ASCO 18: 459a (abstr. 1771).

[96] Welden P, Piantadosi S (1991) Preoperative chemotherapy (Cisplatin and Fluorouracil) and radiation therapy in stage III non-small cell lung cancer: A phase II study of the Lung Cancers Study Group. J Nat Cancer Inst 83: 266–272.

[97] Wojtowicz-Praga S, Torri J, Johnson M, Stehen V, Marshall J, Ness E, Dickson R, Sale M, Rasmussen HS, Chiodo TA, Hawkins MJ (1998) Phase I trial of Marimastat, a novel matrix metalloproteinase inhibitor, administered orally to patients with advanced lung cancer. J Clin Oncol 16: 2150–2156.

[98] Woods RL, Williams C, Levi J, Page J, Bell D, Byrne M, Kerestes ZL (1990) A randomized trial of Cisplatin and Vindesine versus supportive care only in advanced non-small cell lung cancer. Br J Cancer 61: 608–611.

[99] Wozniak AJ, Crowley JJ, Balcerzak SP, Weis GR, Spiridonidis CH, Baker LH, Albain KS, Kelly K, Taylor SA, Gandara DR, Livingston RB (1998) Randomized trial comparing Cisplatin with Cisplatin plus Vinorelbine in the treatment of advanced non-small cell lung cancer: A Southwest Oncology Group study. J Clin Oncol 16: 2459–2465.

[100] Zujewski J, Horak ID, Woestenborghs R, Chiao J, Cusack G, Kohler D, Kremer AB, Cowan KH (1998) Phase I trial of farnesyl-transferase inhibitor, R115777, in advanced cancer. Proc AACR 39: 270 (abstr. 1848).

Korrespondenz: Prof. Dr. med. Christian Manegold, Innere Medizin – Onkologie, Thoraxklinik, Amalienstraße 5, D-69126 Heidelberg, Deutschland. Tel: ++49-6221-396 283, Fax: ++49-6221-396 436. E-Mail: Prof.Manegold@+–online.de

Internistisch-onkologische Therapie des kleinzelligen Bronchialcarcinoms

Wilfried Eberhardt, Stephan Bildat und *Han-Qiu Song*

1. Einleitung

Die Bronchialcarcinome gehören in den westlichen Industrienationen sowohl bei Männern als auch mittlerweile bei Frauen zu den häufigsten krebsbedingten Todesursachen [1]. Dies liegt insbesondere an ihrer ausgeprägten Neigung zu einer raschen systemischen Metastasierung – mit einer Bevorzugung der Organe Gehirn, Leber, Knochen, aber auch der Nebennieren [2, 3]. So überleben nach fünf Jahren nur noch etwa 13% von allen Patienten mit einem initial diagnostizierten Bronchialcarcinom [1]. Während bei der mit 75 bis 80% deutlich größeren Gruppe der nicht-kleinzelligen Bronchialcarcinome (NSCLC) in den frühen Stadien die Lokaltherapie (Operation und/oder Radiotherapie) unter primär kurativem Therapieanspruch ganz im Vordergrund steht, liegt bei den kleinzelligen Bronchialcarcinomen (SCLC) die Grundlage der Behandlung in einer systemischen Therapie [3, 4]. Hier hat sich die Kombinationschemotherapie mit zwei oder mehreren zytostatisch wirksamen Substanzen als sehr effektiv erwiesen. So können heute im Vergleich zu retrospektiven Ergebnissen (nach alleiniger Supportivbehandlung oder Radiotherapie) durch diese Maßnahmen signifikante Verlängerungen der medianen Überlebenszeiten der Patienten erzielt werden [3, 4]. Solche Kombinationschemotherapien können bei den Patienten mit SCLC sehr hohe objektive Remissionsraten (über 90%) erzielen, und ein – wenn auch kleiner – Teil der nicht-metastasierten Stadien dieser Erkrankung kann alleine durch diese Behandlung definitiv geheilt werden [3, 4]. Dennoch ist gerade die Diskrepanz zwischen initial so hohen klinischen Remissionsraten der Tumoren (bis zu 90%) und der im Verlauf so häufigen Entwicklung eines – letztlich therapieresistenten – Rezidivs meistens nach einem Zeitraum von 1 bis 3 Jahren besonders unbefriedigend. In den letzten Jahren sind deshalb Versuche unternommen worden, sowohl die lokalen Therapiemodalitäten (Radiotherapie und/oder Chirurgie), aber auch die systemische Komponente (Chemotherapie) der Behandlung dieser Entität noch weiter zu verbessern.

2. Prognosefaktoren in der Therapie des SCLC

2.1 Klinische Prognosefaktoren

Die beim SCLC entscheidenden klinischen Prognosefaktoren sind das Tumorstadium zum Zeitpunkt der Diagnosestellung, der Allgemeinzustand (nach Karnofsky oder ECOG/WHO-Kriterien) sowie der leider viel zu selten dokumentierte prätherapeutische Gewichtsverlust [5]. Die Stadieneinteilung, die auf den frühen Untersuchungen der Veterans Administration Lung Study Group basiert, unterscheidet eine auf den Thorax limitierte Erkrankung (sogenanntes „Limited Disease" – LD) von einer primär schon ausgedehnten Erkrankung („Extensive Disease" – ED) (Tab. 1)

Tabelle 1. Stadieneinteilung des SCLC (VALG)

Begrenzte Erkrankung – Limited Disease (LD)

Beschränkung auf den initialen Hemithorax
– mit oder ohne ipsilaterale oder kontralaterale
  mediastinale
  oder supraclaviculäre Lymphknoten
– mit oder ohne ipsilateralen Pleuraerguß (unabhängig von der Zytologie)

Extendierte Erkrankung – Extensive Disease – Jede Ausbreitung über „Limited Disease" hinaus

[3, 4]. Die genauere Stadieneinteilung nach den UICC-Stadien, basierend auf dem TNM-System, wird beim SCLC leider seltener angewendet, könnte aber in Zukunft wieder erneut verstärkte Bedeutung gewinnen, wenn der Stellenwert der lokalen Therapiemaßnahmen in den frühen Stadien (Stadium Ia–IIIb) intensiver untersucht werden wird (Operation, konformale Radiotherapie). Darüber hinaus sind unterschiedliche Prognosescores entwickelt worden (Beispiel: Manchester-Score), die auf der Dokumentation unterschiedlicher prätherapeutischer Prognosefaktoren basieren [6, 7]. Hierzu gehören typischerweise Daten zur prätherapeutischen Lactatdehydrogenase (LDH), zur prätherapeutischen alkalischen Serumphosphatase (AP), zum prätherapeutischen Serumnatriumspiegel (Na) sowie zum Serumalbumin [7]. Neuerdings sind auch der Wert der prätherapeutischen neuronspezifischen Enolase (NSE) und bei fortgeschrittener Erkrankung die Anzahl der Metastasenorte als unabhängige Prognosefaktoren nachgewiesen worden [7]. Ganz entscheidende prognostische Aussagekraft bezüglich einer primär kurativ intendierten Behandlung besitzt allerdings nur die Einteilung in limitierte und extendierte Erkrankung (LD und ED); hiervon sind auch die wesentlichen Entscheidungen für die gewählten Behandlungsoptionen abhängig.

2.2 Molekulare Prognosefaktoren

Interessant ist neuerdings die Möglichkeit, im Knochenmark oder im peripheren Blut Tumorzellen nachzuweisen [8]. Dies kann mittels spezifischer monoclonaler

Antikörper untersucht werden, die an auf SCLC-Zellen vorhandenen Oberflächen-stukturen binden. In Zukunft wird diesen Nachweismethoden der „minimal residuellen Erkrankung" eine weitaus bedeutendere Rolle zukommen [8].

3. Chemotherapie – zytostatische Substanzen in der Therapie des SCLC

3.1 Etablierte zytostatische Substanzen in der Chemotherapie des SCLC

Aus den multiplen Phase-II- und Phase-III-Untersuchungen, die in den letzten Jahren beim SCLC durchgeführt worden sind, haben sich die folgenden Medikamente als wirksam und effektiv erwiesen und werden deshalb routinemäßig innerhalb von Kombinationschemotherapien eingesetzt: Die Platinderivate Cisplatin und Carboplatin, die Oxazaphosphorine Cyclophosphamid und Ifosfamid, die Topoisomerase-II-Hemmstoffe Etoposid und Teniposid, die Anthracycline Doxorubicin und Epidoxirubicin, die Vinca-Alkaloide Vincristin und Vindesin (siehe auch Tab. 2) [3].

Tabelle 2. Etablierte zytostatische Substanzen beim SCLC

Platinderivate
    Carboplatin
    Cisplatin

Oxazaphosphorine
    Cyclophosphamid
    Ifosfamid

Topoisomerase-II-Hemmstoffe
    Etoposid
    Teniposid

Anthracycline
    Doxorubicin
    Epidoxorubicin

Vinca-Alkaloide
    Vincristin
    Vindesin

Die monotherapeutisch effektivsten Substanzen dürften derzeit das Carboplatin, Ifosfamid und Etoposid sein [3, 4]. Die Kombination aus zwei oder mehr wirksamen zytostatischen Substanzen hat sich in der Routinebehandlung beim SCLC gegenüber der Monochemotherapie allerdings eindeutig durchgesetzt [3, 4].

3.2 Neue Substanzen beim SCLC in Phase-II- und -III-Studien

An neuen Substanzen sind in den letzten Jahren fünf wirksame Medikamente in Phase-II-Studien identifiziert worden (Tab. 3). Am weitesten untersucht von diesen

Tabelle 3. Neue wirksame Substanzen beim SCLC

Topoisomerase-I-Hemmstoffe
Topotecan
Irinotecan

Taxane
Paclitaxel
Docetaxel

Antimetaboliten
Gemcitabine
(Multitarget-Antifolat – MTA)

ist momentan das Topotecan. Hier konnte bereits eine Phase-III-Studie belegen, daß schon die Monotherapie mit dieser Substanz im Rezidiv einer Standardgabe von CAV/ACO von den Ergebnissen vergleichbar, aber deutlich weniger toxisch ist [9]. Andere beim SCLC wirksame Medikamente, die ebenfalls in Phase-II-Studien geprüft werden, sind Irinotecan, Paclitaxel, Docetaxel und Gemcitabine [10–12]. Neuerdings befindet sich auch der Antimetabolit MTA innerhalb von Phase-II-Studien in der klinischen Prüfung. Innerhalb von großen Phase-III-Untersuchungen wird momentan in Deutschland und Nordamerika das Paclitaxel und in Japan das CPT-11 untersucht.

4. Neue Wirkprinzipien beim SCLC

Da die Patienten mit SCLC weit hinter der großen Zahl an Patienten mit NSCLC zurückstehen (20% versus 80%), scheint die Entwicklung von neuen Therapieprinzipien für diese Patientengruppe etwas schwieriger zu sein. Dennoch konnten in den letzten Jahren einige neue Ansatzpunkte zur Behandlung dieses Tumors größtenteils aus Ergebnissen der molekularen Onkologie gefunden werden.

4.1 Monoclonale Antikörper und neue immuntherapeutische Ansätze

Aufgrund der Stellung der SCLC-Zellen im neuroendokrinen System sind Oberflächenstrukturen der Zellen (sog. Ganglioside) identifiziert worden, die einen Ansatzpunkt für neuere immuntherapeutische Verfahren liefern. So ist ein monoclonaler Antikörper entwickelt worden (BEC2), der die Oberflächenstuktur eines dieser Ganglioside imitiert [13]. Ein Conjugat dieses Antikörpers mit BCG wird als Impfstoff gegen die (minimal residuelle) Erkrankung jetzt in einer großen Phase-III-Studie getestet (sog. SILVA-Studie) [13]. Die Studie rekrutiert weltweit, und es sind bereits über 180 Patienten randomisiert worden. Als ein weiteres Target-Molekül ist das Gangliosid „FucGM1" auf SCLC-Zellen identifiziert worden [14]. Ein Conjugat mit dem Adjuvans/Protein KLH befindet sich jetzt in der ersten klinischen Erprobung [14]. Das Prinzip ist wiederum eine „Impfung" mit dem Protein als Antigen, die eine Immunreaktion gegen eine „minimal residuelle Erkrankung" von SCLC-Zellen hervorrufen soll.

4.2 Matrix-Metalloproteinaseinhibitoren und Antiangiogenesefaktoren

Die Gruppe der Matrix-Metalloproteinaseinhibitoren hat bisher beim SCLC leider eher enttäuscht. Eine durchgeführte Phase-III-Untersuchung (der EORTC-LCCG und des NCI Canada) wurde bei anscheinend eher negativem Effekt dieser Behandlungsmethode frühzeitig abgebrochen [15]. Außerdem waren die Nebenwirkungen dieser Behandlung für die Patienten insgesamt für eine Langzeittherapie nicht tolerabel (Myalgien, Arthralgien) [15]. Antiangiogenesefaktoren sind wie beim NSCLC in der Entwicklung und dürften in den nächsten Jahren in ersten Phase-II- und Phase-III-Studien getestet werden.

4.3 Antisense-Oligonucleotide

Ein spannendes neues Kapitel beim SCLC ist der Einsatz von Antisense-Oligonucleotiden in der Therapie. Hier sind mittlerweile erste molekulare Targets identifiziert worden, und erste präklinische Untersuchungen konnten an Zellinien durchgeführt werden [16]. Der nächste Schritt wird natürlich der klinische Einsatz innerhalb von Phase-I- und Phase-II-Untersuchungen bei SCLC-Patienten sein [16].

5. Kombinationschemotherapie beim SCLC im Stadium „Extensive Disease" (ED)

5.1 Standardtherapie des SCLC im Stadium ED (Stadium IV)

Das kleinzellige Bronchialcarcinom zeichnet sich durch seine rasche Proliferationsneigung und seine frühzeitige Tendenz zur systemischen Disseminierung aus [3, 4]. Deshalb läßt sich bei dem überwiegenden Teil der Patienten schon primär eine Metastasierung in die Leber, die Knochen, das Gehirn, die kontralaterale Lunge oder die Nebenniere nachweisen [3, 4]. Alleinige Lokaltherapien (Chirurgie, Radiotherapie) sind deshalb bei dieser Tumorerkrankung nicht sinnvoll, wogegen schon in den 70er Jahren gezeigt werden konnte, daß es mittels einer systemischen Kombinationschemotherapie gelingt, in den nicht-metastasierten Stadien eine gewisse Anzahl der Patienten zu heilen. Demgegenüber kann in den fortgeschrittenen Stadien („Extensive Disease") nach der Chemotherapie allenfalls eine deutliche Verlängerung der medianen Überlebenszeiten beobachtet werden, die aber mit einer exzellenten Symptomkontrolle und damit verbesserter Lebensqualität der Patienten einhergeht [3, 4]. Die Standardbehandlung bei primär nachweisbarer Fernmetastasierung (Stadium IV, Extensive Disease II) besteht aus der Gabe von 5 bis 6 Cyclen einer wirksamen Standardchemotherapie [3, 4, 17]. Die Applikation einer zytostatischen Therapie über diesen Zeitraum hinaus im Sinne einer Erhaltungstherapie erbringt keinen signifikanten Vorteil [17]. Typische eingesetzte Kombinationen sind in dieser palliativen Therapiesituation heute weiterhin das ACO (oder CAV) oder seine Variante, das EpiCO, das etwas aggressivere ACE mit Austausch des Vincristin durch das beim SCLC hochwirksame Etoposid, die Kombination Cisplatin/Etoposid oder seine etwas einfacher zu applizierende Variante, das CEV (siehe Tab. 4) [3, 4]. Als eine

Tabelle 4. Häufig eingesetzte Chemotherapiekombinationen beim SCLC

ACO/CAV	Adriamycin/Cyclophosphamid/Vincristin
EpiCO	Epidoxorubicin/Cyclophosphamid/Vincristin
ACE	Adriamycin/Cyclophosphamid/Etoposid
CAVE	Cyclophosphamid/Adriamycin/Vincristin/Etoposid
PE	Cisplatin/Etoposid
CEV	Carboplatin/Etoposid/Vincristin
IE	Ifosfamid/Etoposid
ICE	Ifosfamid/Carboplatin/Etoposid

ebenfalls intensivere, aber auch hochwirksame Variante gilt die Dreierkombination ICE. Eine Rücknahme der Dosisintensität der Chemotherapie insbesondere in der Initialtherapie ist nach neueren Erkenntnissen nicht sinnvoll und kann das mediane Überleben eher verschlechtern [18]. Eine exzessive Dosissteigerung der Chemotherapie unter Integration der autologen Knochenmarktransplantation oder neuerdings der peripheren Stammzelltransplantation ist in dieser palliativen Therapiesituation nicht sinnvoll und kann sogar eine vermehrte therapiebedingte Mortalität zur Folge haben [17, 19]. In der Tat müssen in der klinischen Praxis, bei Vorliegen einer Multimorbidität der Patienten, zur Risikominimierung von frühen Komplikationen häufig Kompromisse hinsichtlich der Dosisintensität der Chemotherapie eingegangen werden.

5.2 Alternierende Kombinationschemotherapieprotokolle und Erhaltungstherapie

Alternierende Kombinationschemotherapieprotokolle, wie sie in den 80er Jahren beim SCLC in multiplen Phase-III-Untersuchungen getestet worden sind, haben sich trotz einiger berichteter positiver Studien letztendlich nicht durchgesetzt [17]. Dies liegt sicher vor allem auch an der Tatsache, daß das eindeutige Fehlen einer Kreuzresistenz bei den unterschiedlichen bisherigen Standardkombinationen nicht klar zu erkennen ist. So sind die Remissionsdaten für die Kombination von Cisplatin/Etoposid nach der initialen Gabe von ACO (CAV) sehr ernüchternd [3]. Ob in Zukunft solche Konzepte unter der Integration neuer Substanzen wieder erneut geprüft werden müssen, bleibt abzuwarten (Taxane, Topo-I-Hemmstoffe, Antimetaboliten). Gleiches gilt für die mögliche Integration von Erhaltungschemotherapien. Neue Substanzen mit dem Nachweis von Apoptoseinduktion (z. B. Taxane) scheinen hierfür besonders interessant und sollten deshalb in randomisierten Studien getestet werden.

5.3 Wichtige laufende randomisierte Phase-III-Studien

Eine wichtige prospektiv-randomisierte Studie beim fortgeschrittenen SCLC ist die momentan aktivierte große *deutsche Phase-III-Studie* zur Kombination Cisplatin/ Etoposid und Paclitaxel, die randomisiert gegen den in Deutschland weit verbreiteten Standard CEV getestet wird [20]. Eine *japanische Phase-III-Studie* untersucht die Kombination Cisplatin/CPT-11 gegenüber dem Standard Cisplatin/Etoposid [21]. Eine *europäische Multicenterstudie* der EORTC-LCCG vergleicht die Kombination Carboplatin/Taxol ebenfalls mit dem „Standard" ACE.

5.4 Stellenwert der Dosisintensität im Stadium ED

Der Stellenwert der Dosisintensität beim ED-SCLC ist sehr umstritten [17]. Nachdem einzelne randomisierte Studien hierzu negative Ergebnisse erbracht haben [22], konnte jetzt eine englische Studie positive Ergebnisse berichten [23]. Solche „Dosisdichte" Chemotherapien unter der Zuhilfenahme von Wachstumsfaktoren (z. B. G-CSF) werden sicher in Zukunft beim SCLC weiter untersucht werden. Wichtige Ergebnisse einer großen französischen Studie zu dieser Fragestellung stehen allerdings noch aus [24]. Es gibt Hinweise darauf, daß vor allem der initialen Dosisintensität der Chemotherapie eine besondere Bedeutung in dieser Frage zukommen könnte [25].

5.5 Palliative Monochemotherapie in besonderen Therapiesituationen
(siehe auch Abschnitt 7)

Da Patienten im Stadium ED sich häufig in schlechtem Allgemeinzustand vorstellen und unter multiplen Komorbiditäten leiden, kommt in diesen Behandlungssituationen der Erfahrung des Therapeuten eine ganz entscheidende Bedeutung zu. Unterschiedliche Untersucher haben nämlich über vermehrte therapieassoziierte Todesfälle bei diesen Hochrisikopatienten berichtet, so daß sich Situationen ergeben, in denen auch eine Monotherapie für diese Patientengruppen akzeptabel erscheint [26].

6. Multimodale Therapie beim SCLC im Stadium „Limited Disease" (LD)

6.1 Kurze Übersicht der Standardkonzepte im Stadium „Limited Disease" (LD)

In den lokal begrenzten und lokal fortgeschrittenen Stadien Ia bis IIIb des SCLC kommt neben der systemischen Therapie der Lokaltherapie, insbesondere der Radiotherapie im Bereich des Primärtumors und des Mediastinums, ein klare und akzeptierte Bedeutung zu [3, 4, 17]. Diese Stadien setzen sich einerseits aus der sogenannten limitierten Erkankung (LD) bzw. andererseits der (lokal) extendierten Erkrankung I (ED I) zusammen [27]. Aus mehreren prospektiv-randomisierten Studien, deren Ergebnisse in einer Metaanalyse zusammengefaßt wurden, konnte der

Überlebensvorteil durch die Integration der Radiotherapie nachgewiesen werden [28]. Diese Bestrahlung des Primärtumors und des Mediastinums erfolgte lange Zeit typischerweise sequentiell nach Abschluß von 4 bis 6 Kursen Kombinationschemotherapie in konventioneller Fraktionierung bis circa 50 Gy [3, 4, 17]. Diese logistisch relativ einfache Durchführbarkeit wird auch heute noch an den meisten Stellen in vielen Ländern Europas favorisiert. Dennoch ist die Rate an Langzeitheilungen in solchen sequentiellen Therapiestudien noch sehr gering. So kann im Stadium LD nach 5 Jahren allenfalls mit einer Langzeitüberlebensrate von 10 bis 15% aller Patienten gerechnet werden [3, 4]. Es haben sich nun unterschiedliche Ansatzpunkte ergeben, diese Behandlungsergebnisse weiter zu verbessern.

6.2 Optimierung der thorakalen Radiotherapie im Rahmen kombinierter Therapieprotokolle

6.2.1 *Optimierung der kombinierten Chemoradiotherapie – simultane Behandlung*

Die möglichst frühzeitige Integration der Radiotherapie im Rahmen multimodaler Behandlungsprotokolle hat den theoretischen Vorteil, diese Modalität zu einem frühen Zeitpunkt einzusetzen, wenn sich noch keine resistenten Tumoranteile entwickelt haben sollten. Dies kann zum Beispiel über eine möglichst frühe Integration der Radiotherapie schon zum ersten oder zweiten Chemotherapiekurs erreicht werden. Um die Chemotherapie nicht unterbrechen zu müssen, wird deshalb häufig eine simultane Gabe von Chemotherapie und Radiotherapie bevorzugt. Die hierzu bisher durchgeführten prospektiv-randomisierten Studien der frühen versus der späten Radiotherapie haben bisher allerdings unterschiedliche – zum Teil widersprüchliche – Ergebnisse erbracht. Die nordamerikanische CALGB konnte signifikant bessere Überlebensergebnisse mit einer späten Radiotherapie erzielen, was den zumindest theoretischen Vorteil kleinerer Strahlentherapiefelder nach initialer Induktionstherapie mit sich bringt [29]. Demgegenüber hat die Gruppe des NCI-Kanada in einer großen randomisierten Untersuchung bessere Ergebnisse mit einer frühen, gleichzeitigen Integration der Radiotherapie zur Chemotherapie nachweisen können [30]. Im Vergleich der bisher durchgeführten Studien zeigt sich zumindest eine Tendenz zu besseren Langzeitdaten nach früher, simultaner Chemostrahlentherapie [30–32]. Vergleichbare Befunde sind in der soliden Onkologie mittlerweile auch beim NSCLC, den Kopf-Hals-Tumoren und beim Cervixcarcinom bestätigt worden. Zusammenfassend kommt der simultanen Chemostrahlentherapie anscheinend eine besondere Bedeutung hinsichtlich der Optimierung der lokalen Kontrolle und damit letztlich der Gesamtergebnisse zu [17, 31].

6.2.2 *Optimierung der Radiotherapie – neue Fraktionierungsschemata*

Aus theoretischen, strahlenbiologischen Überlegungen kann die mehrmals tägliche Strahlentherapie gerade beim kleinzelligen Bronchialcarcinom besonders effektiv sein. Erste Hinweise hierzu ergaben sich aus Arbeiten mit SCLC-Zellinien. Diese neuen modernen Fraktionierungsschemata könnten die lokale Wirksamkeit der Strahlentherapie beim SCLC weiter optimieren helfen. Erste kleinere Pilotuntersuchungen hatten vielversprechende Langzeitergebnisse zeigen können [33]. Als Chemotherapiekombination wird innerhalb solcher Studien typischerweise eine Kombination aus Cisplatin und Etoposid gewählt, da Anthracycline wegen ihres Recall-Effektes für die Entwicklung einer Pneumonitis in dieser Situation eher gemieden werden [31, 33]. Die große nordamerikanische Intergroupstudie konnte an einer überzeugend großen Patientenzahl von über 400 Patienten prospektiv-randomisiert zeigen, daß die zweimal tägliche Bestrahlung im Konzept einer frühen Chemoradiotherapie signifikant bessere Ergebnisse – besonders auch Langzeitergebnisse – erzielt als die konventionelle Fraktionierung der Bestrahlung (26% versus 16% 5-Jahres-Überlebensrate) [31].

6.2.3 Optimierung der Radiotherapie – Erhöhung der Gesamtdosis

Auch die optimale notwendige Gesamtdosis der Radiotherapie ist bisher nicht eindeutig definiert. Die bisher übliche Gabe von 45 bis 50 Gy in kombinierten Chemostrahlentherapiekonzepten erscheint nicht mehr adäquat zu sein. Genau wie beim NSCLC könnte hier eine Steigerung der Gesamtdosis der Radiotherapie auf 60 bzw. 66 Gy oder aber möglicherweise im Rahmen konformaler Bestrahlungstechniken sogar darüber hinaus sehr interessant werden. Das Ziel solcher Untersuchungen wäre es, eine weitere Verbesserung der lokalen Kontrolle im Bereich des Primärtumors zu erzielen. Auch nach momentan optimal durchgeführten Chemostrahlentherapieprotokollen mit zweimal täglicher Radiotherapie treten immer noch zwischen 35 und 50% der Rezidive lokoregionär auf [31]. Mögliche Verbesserungen bedürfen allerdings der Prüfung in großen randomisierten Studien. So wird momentan im Rahmen einer großen Intergroup-Studie der nordamerikanischen SWOG und ECOG die konventionell fraktionierte Gabe von 66 Gy à 2 Gy Einzeldosis in Kombination mit Cisplatin und Etoposid gegen eine Chemostrahlentherapie mit simultaner Applikation von 45 Gy hyperfraktionierter akzelerierter Radiotherapie vergleichend geprüft [34]. Bei kritischer Betrachtung scheint aber auch eine Dosierung bis 66 Gy noch nicht das Optimum an applizierbarer Strahlentherapiedosis zu sein. Wie erste Phase-I-Untersuchungen beim NSCLC zeigen konnten, wird es in Zukunft möglich sein, mittels konformaler Techniken das Pneumonitisrisiko weiter zu minimieren und dennoch Dosierungen über 75/80 Gy erreichen zu können [35].

6.3 Stellenwert der elektiven Ganzschädelbestrahlung („PCI")

Eine genaue Betrachtung der Rezidivmuster bei Patienten mit SCLC zeigt ein kumulativ ansteigendes Risiko der Entwicklung von cerebralen Metastasen [36]. Deshalb wurde in unterschiedlichen prospektiv-randomisierten Phase-III-Studien der Wert einer elektiven Ganzschädelbestrahlung (PCI) bei den Patienten mit LD in kompletter Remission getestet. Eine im letzten Jahr durchgeführte große Metaanalyse aller randomisierten Studien konnte klar den Effekt der PCI auf das Risiko der Entwicklung von Hirnmetastasen, aber auch auf die Überlebensprognose der Patienten, nachweisen (4–5% nach 5 Jahren) [37, 38]. Ob auch Patienten in anderen Subgruppen, wie mit Extensive Disease oder nach Erreichen einer partiellen Remission, von einer PCI profitieren, ist ebenfalls innerhalb von prospektiv-randomisierten Studien zu prüfen. Momentan wird von der großen französischen Gruppe in Zusammenarbeit mit der EORTC-LCCG eine Hyperfraktionierung der PCI gegen die einmal tägliche konventionelle Fraktionierung getestet [39].

6.4 Stellenwert der Hochdosischemotherapie beim nicht-metastasierten SCLC

Während in der palliativen Therapiesituation die Ergebnisse der Hochdosischemotherapie mit autologer Knochenmarktransplantation oder peripherer Stammzelltransplantation beim SCLC enttäuscht haben, sind in den letzten Jahren in den früheren Stadien des SCLC interessante Langzeitergebnisse mit dieser Modalität berichtet worden [40]. Ziel einer hochdosierten Chemotherapie ist es, Entwicklungen von Resistenzen möglichst frühzeitig zu überwinden oder nach einer initialen konventionellen Induktionschemotherapie residuelle, resistente Tumorzellclone durch die Hochdosischemotherapie zu eliminieren (sog. Late-Intensification). Die neuen Möglichkeiten des Stammzellsupportes durch die periphere Stammzelltransplantation (Retransfusion) haben hier entscheidende Impulse geliefert. Die hierfür wichtigsten Daten sind bisher von der Bostoner Arbeitsgruppe sowie auch von der EBMT-Gruppe geliefert worden [41, 42]. In größeren Phase-II-Untersuchungen konnten sie die Machbarkeit solcher Hochdosiskonzepte belegen [41, 42]. Momentan wird von unterschiedlichen Arbeitsgruppen in Europa eine Testung dieser Modalität innerhalb von kleineren randomisierten Untersuchungen durchgeführt (EBMT-Gruppe, Tübinger Gruppe, Marburger Gruppe). Eine prospektiv-randomisierte nordamerikanische Intergroup-Studie ist wegen beobachteter erhöhter Mortalität und Morbidität abgebrochen worden [43]. Kritisch bleibt zu bemerken, daß für die meisten Patienten mit SCLC (Alter >55 Jahre, cardiovasculäre und pulmonale „Multimorbidität") solche aggressiven Vorgehensweisen eher nicht durchführbar erscheinen. In einigen Studien konnte eine Letalität bis zu 13% mit dieser Behandlungsmodalität beobachtet werden [13]. Dennoch könnte dieses Konzept bei jüngeren Patienten und fehlenden Begleiterkrankungen ein möglicher Weg sein, die Systemtherapie noch effektiver zu gestalten. Es bleibt allerdings die Problematik bestehen, daß auch nach einer besonders effektiven Systemtherapie die lokale Kontrolle noch nicht optimiert ist. So konnte die Bostoner Gruppe bestätigen, daß auch nach Hochdosiskonzepten bis zu 50% der Rezidive lokal/lokoregionär auftraten [41].

6.5 Reevaluation der Operation beim LD-SCLC

Nach frühen Untersuchungen der Arbeitsgruppe aus Toronto und der randomisierten Studie der Lung Cancer Study Group in den 80er Jahren ist neuerdings wieder verstärktes Interesse an der Operation beim SCLC aufgekommen [43–46]. Es hat sich in den unterschiedlichen Behandlungsoptimierungen gezeigt, daß das lokale Rezidiv auch nach bisher intensivierten Chemoradiotherapien mit modernen Fraktionierungsschemata weiterhin bei 35 bis zu 50% der Patienten ein wichtiges Problem darstellt [31, 41]. Während die lokal sehr begrenzten Stadien des SCLC (T1N0, T2N0, T1N1, T2N1) durchaus an den unterschiedlichsten Zentren – meist außerhalb von Studien – einer Operation zugeführt werden, ist die Operation in lokal fortgeschrittenen Stadien (IIb, IIIa) bisher nicht akzeptiert [44, 46]. Patienten mit einer sogenannten „very limited disease" werden häufig erst intraoperativ diagnostiziert, manchmal aber auch nach einer kurzen Induktionschemotherapie (3–4 Cyclen Chemotherapie) operiert [46]. Es sind dies aber zahlenmäßig sehr wenige Patienten, da in Europa die meisten Patienten mit SCLC innerhalb von Chemostrahlentherapie-protokollen behandelt werden. Hinzu kommt, daß das operative Staging (TNM-gerichtet) – die Mediastinoskopie – nur an ganz wenigen Zentren bei diesen Patienten eingesetzt wird. Eine interessante neue Variante ist es, die Operation als definitive Lokaltherapie nach Durchführung einer Chemoradiotherapie und dann auch bei lokal etwas fortgeschritteneren Stadien einzusetzen [47]. Diese Studie ist in Analogie zu parallel beim lokal fortgeschrittenen NSCLC laufenden Projekten durchgeführt worden. Insbesondere in den lokal fortgeschrittenen Stadien mit primär vorliegendem Mediastinalbefall (IIB oder vor allem IIIA (N2)) sind von der Essener Gruppe im Rahmen einer kleinen Phase-II-Untersuchung exzellente Langzeitergebnisse beschrieben worden, die vergleichbar zu den Ergebnissen der hochselektionierten Patientengruppen innerhalb von Hochdosisprotokollen sind (Abb. 1)

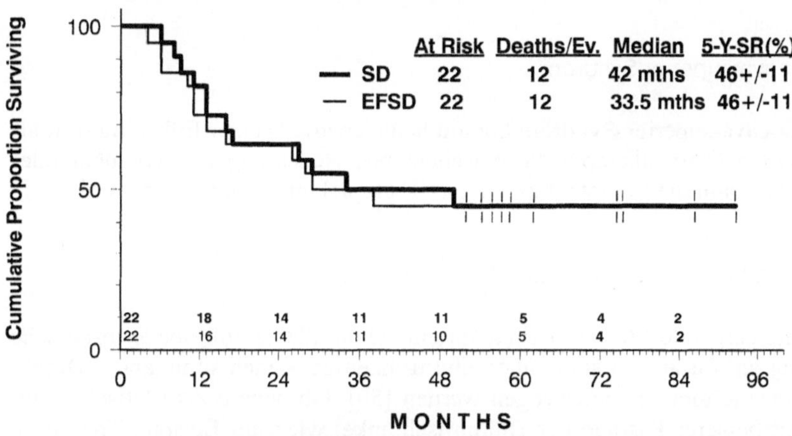

Abb. 1. Überleben und ereignisfreies Überleben einer Phase-II-Studie bei SCLC-Stadien IIb/IIIa [48]

[47, 48]. Die Daten bedürfen einer Bestätigung an größeren Patientenzahlen sowie einer Prüfung im randomisierten Vergleich gegenüber dem Standard einer definitiven Chemostrahlentherapie. Allerdings kann dieses Verfahren auch bei älteren Patienten (bis 70 Jahre) relativ problemlos durchgeführt werden. Die Planung der Essener Gruppe sieht jetzt einen randomisierten Vergleich dieser „Dreimodalitätenbehandlung" gegenüber einer definitiven Chemostrahlentherapie (bis 65/75 Gy) vor (siehe Abb. 2).

$$\text{CTx/RTx (45 Gy bid)} + \text{Boost}$$
$$\uparrow$$
$$\text{Ctx} \rightarrow \text{Ctx} \rightarrow \text{Ctx} \quad \text{Randomisation}$$
$$\downarrow$$
$$\text{CTx/RTx (45 Gy bid)} + \text{OP}$$

(Boost RTx: individuell 20–30 Gy)

Abb. 2. Prospektiv-randomisierte Studie SCLC (Stadium Ib bis IIIb)

7. Besondere Therapiesituationen beim SCLC

7.1 Therapie der Patienten in hohem Alter (über 70 Jahre)

Allgemein gilt Alter mittlerweile nicht mehr alleine als Kontraindikation gegen eine wirksame Kombinationschemotherapie. Im Gegenteil scheint auch im Alter einer adäquaten Dosisintensität der Chemotherapie eine wichtige Bedeutung zuzukommen [18, 49]. Dennoch müssen bei älteren Patienten bei einzelnen Medikamenten bestimmte Risikokonstellationen beachtet werden (z.B: Anthracycline: Cardiotoxizität, Vinca-Alkaloide: Paralytischer Ileus, Topo-II-Hemmstoffe: Schwere Mucositis, Ifosfamid: zentralnervöse Nebenwirkungen (Psychose)).

7.2 Vena-cava-superior-Syndrom

Beim Vena-cava-superior-Syndrom kommt heute ebenfalls einer frühzeitig (initial) durchgeführten Chemotherapie die entscheidende Bedeutung zu. Sekundär oder aber simultan kann die Radiotherapie in das Therapiekonzept integriert werden.

7.3 Therapie bei initialer cerebraler Metastasierung

Eine initiale cerebrale Metastasierung spricht schon alleine auf eine zytostatische Behandlung an. Zusätzlich sollte aber eine frühzeitige – auch simultane – Durchführung einer Radiotherapie erwogen werden [50]. Ob neuere zytostatische Substanzen mit besserer Passage der Bluthirnschranke, wie zum Beispiel Topotecan oder CPT-11, in Zukunft in diesen Situationen eine zunehmende Bedeutung bekommen, bleibt abzuwarten und den Ergebnissen randomisierter Untersuchungen vorbehalten [50].

7.4 Therapiewahl bei besonderen Komorbiditäten

Ein wesentliches Problem bei fast allen Patienten mit Bronchialcarcinom sind die häufig multiplen, bestehenden Begleitmorbiditäten. Zu nennen sind hier einerseits die durch das langjährige Rauchen induzierten chronischen Lungenerkrankungen (COLD, Emphysem). Es folgen die cardiovasculären Begleiterkrankungen (KHK,

Herzinfarkte). Chronische Nierenleiden (Insuffizienz) oder Diabetes mellitus sind darüber hinaus nicht seltene Problemsituationen. Die Entwicklung von neueren Substanzen mit verbessertem Nebenwirkungsprofil (z. B. Carboplatin, Paclitaxel, Gemcitabine, Navelbine) hat dem Therapeuten aber neue Möglichkeiten an die Hand gegeben, auch in solchen Risikokonstellationen adäquate Monochemotherapien oder Kombinationschemotherapien individuell „zusammenzustellen" (Beispiele: wöchentliches Anthracyclin, Carboplatin/Navelbine, Carboplatin-Monotherapie, Paclitaxel/Gemcitabine, Navelbine/Gemcitabine, etc.).

7.5 Second-Line-Behandlung des kleinzelligen Bronchialcarcinoms

In den letzten Jahren sind durch die Entwicklung von mehreren neuen wirksamen Substanzen mit differenten Angriffspunkten auch erstmals Optionen einer Zweitlinien-Chemotherapie beim SCLC entwickelt worden. So haben sich bisher in der Second-Line-Therapie des SCLC folgende Substanzen als wirksam erwiesen: Topotecan und Paclitaxel (Tab. 5). CPT-11, Docetaxel und Gemcitabine werden aktuell

Tabelle 5. Einzelne Phase-II-Studien zur Second-Line-Behandlung des SCLC

Untersucher	Therapie	Selektion	Pat (n)	OR
Ardizzoni	Topotecan	SR	45	37,8%
		RD	47	6,4%
Smit	Taxol	RD	24	29%
Groen	Carbo/taxol	SR	34	73%
Sonpavde	Doxo/taxol	SR	32	52%
		RD	14	14%
Nakanishi	Cis/CPT11	RD	21	29%

SR = sensitive relapse, RD = refractory disease

in Phase-II-Studien in dieser Situation untersucht. Prinzipiell unterschieden werden muß zwischen einem „sensitive relapse" nach einer länger als 3 Monate dauernden Chemotherapiefreiheit (und primärem Ansprechen) und einer primär „refraktären Erkrankung" („refractory disease") [52–55]. Objektive Remissionen sind vor allem in der ersteren Situation zu erwarten, und bisher ist nur eine prospektiv-randomisierte Phase-III-Untersuchung mit der Substanz Topotecan in dieser Situation durchgeführt worden [9]. Zur kritischen Bewertung sind aber gerade für diesen Fall eines Rezidives nach Erstbehandlung weitere prospektiv-randomisierte Phase-III-Studien zu fordern.

8. Zusammenfassung und Ausblick

Wenn auch das SCLC nur zirka 1/5 aller Patienten mit Bronchialcarcinomen ausmacht, so sind doch die in den letzten Jahren erzielten Ergebnisse besonders in begrenzten Krankheitsstadien sehr ermutigend. Mittels konsequenter interdisziplinärer, multimodaler Behandlung in kombinierten Chemoradiotherapieprotokollen können heute deutlich mehr Patienten definitiv geheilt werden. Weiterentwicklungen sowohl der Modalität „Chemotherapie" mit den interessanten uns zur Verfügung stehenden neuen Substanzen, als auch der Modalität Radiotherapie mit den neuen Fraktionierungsschemata und den zukünftig möglichen Dosiseskalationen der konformalen Radiotherapie, lassen weitere Verbesserungen durchaus möglich erscheinen. Die konsequente Umsetzung von molekularen Befunden aus experimentellen Untersuchungen zur Immuntherapie oder molekularen Therapie (z. B. Antisense-Oligonukleotide, Antiangiogenesefaktoren) dürfte uns in den kommenden Jahren weitere Therapieoptionen eröffnen. Bis dahin sollte aber die konsequente Einbringung von Patienten mit SCLC in große, randomisierte Studien gefordert werden, da nur so eine notwendige „Evidenz-basierte" Weiterentwicklung der Therapiestrategien möglich erscheint.

Literatur

[1] Parker SL, Tong T, Bolden S, Wingo PA (1997) Cancer statistics. Ca 47: 5–27.

[2] Ginsberg RJ, Vokes EE, Raben A (1997) Non-small cell lung cancer. In: De Vita Jr VT, Hellman S, Rosenberg SA (eds.) Cancer: Principles and Practice of Oncology (ed 5). Lippincott, Philadelphia, PA, S. 858–911.

[3] Ihde DC, Pass HI, Glatstein EJ (1997) Small cell lung cancer. In: DeVita Jr VT, Hellman S, Rosenberg SA (eds.) Cancer: Principles and Practice of Oncology (ed 5). Lippincott, Philadelphia, PA, S. 911–949.

[4] Elias AD (1996) Small cell lung cancer: State-of-the-art therapy in 1996. Chest 112 (No 4) Suppl: 251S–258S.

[5] Stanley KE (1980) Prognostic factors for survival in patients with inoperable lung cancer. J Natl Cancer Inst 65(1): 25–32.

[6] Cerny T, Blair V, Anderson H, Bramwell V, Thatcher N (1987) Pretreatment prognostic factors and scoring system in 407 small-cell lung cancer patients. Int J Cancer 39(2): 146–149.

[7] Feld R, Sagman U, LeBlanc M (1995) Staging and prognostic factors: Small cell lung cancer. In: Pass HI, Mitchell JB, Johnson DH, Turrisi AT (eds.) Lung Cancer: Principles and Practice. Lippincott-Raven, Philadelphia, S. 495–509.

[8] Pelosi G, Pasini F, Ottensmeier C, Pavanel F, Bresaola E, Bonetti A, Fraggetta F, Terzi A, Iannucci A, Cetto GL (1999) Immunocytochemical assessment of bone marrow aspirates for monitoring response to chemotherapy in small-cell lung cancer patients. Br J Cancer 81(7): 1213–1221.

[9] Pawel J von, Schiller JH, Shepherd FA, Fields SZ, Kleisbauer JP, Chrysson NG, Stewart DJ, Clark PI, Palmer MC, Depierre A, Carmichael J, Krebs JB, Ross G, Lane SR, Gralla R (1999) Topotecan versus cyclophosphamide, doxorubicin, and vincristine for the treatment of recurrent small-cell lung cancer. J Clin Oncol 17(2): 658–667.

[10] Ormrod D, Spencer CM (1999) Topotecan: A review of its efficacy in small cell lung cancer. Drugs 58(3): 533–551.

[11] Postmus PE, Schramel FM, Smit EF (1998) Evaluation of new drugs in small cell lung cancer: The activity of gemcitabine. Semin Oncol 25(4 Suppl 9): 79–82.

[12] Ghaemmaghami M, Jett JR (1998) New agents in the treatment of small cell lung cancer. Chest 113(1 Suppl): 86S–91S.

[13] Grant SC, Kris MG, Houghton AN, Chapman PB (1999) Long survival of patients with small cell lung cancer after adjuvant treatment with the anti-idiotypic antibody BEC2 plus Bacillus Calmette-Guerin. Clin Cancer Res 5(6): 1319–1323.

[14] Dickler MN, Ragupathi G, Liu NX, Musselli C, Martino DJ, Miller VA, Kris MG, Brezicka FT, Livingston PO, Grant SC (1999) Immunogenicity of a fucosyl-GM1-keyhole limpet hemocyanin conjugate vaccine in patients with small cell lung cancer. Clin Cancer Res 5(10): 2773–2779.

[15] Shepherd F, Giaccone G (2000) Für das NCI-Canada und die EORTC-LCCG (persönliche Mitteilung).

[16] Zangemeister-Wittke U, Stahel RA (1999) Novel approaches to the treatment of small-cell lung cancer. Cell Mol Life Sci 55(12): 1585–1598.

[17] Johnson DH (1999) Management of small cell lung cancer: Current state of the art. Chest 116: 525S–530S.

[18] Girling DJ (1996) Comparison of oral etoposide and standard intravenous multidrug chemotherapy for small-call lung cancer: A stopped multicenter randomized trial: Medical Research Council Lung Cancer Working Party. Lancet 348: 563–566.

[19] Fetscher S, Brugger W, Engelhardt R, Kanz L, Hasse J, Frommhold H, Lange W, Mertelsmann R (1999) Standard- and high-dose etoposide, ifosfamide, carboplatin, and epirubicin in 100 patients with small-cell lung cancer: A mature follow-up report. Ann Oncol 10(5): 561–567.

[20] Gatzemeier U (2000) Persönliche Mitteilung für die Deutsche Multizentrische Studiengruppe.

[21] Kunito H (2000) Persönliche Mitteilung für die Japanische Multizentrische Studiengruppe.

[22] Murray N, Livingston RB, Shepherd FA, James K, Zee B, Langleben A, Kraut M, Bearden J, Goodwin JW, Grafton C, Turrisi A, Walde D, Croft H, Osoba D, Ottaway J, Gandara D (1999) Randomized study of CODE versus alternating CAV/EP for extensive-stage small-cell lung cancer: An Intergroup Study of the National Cancer Institute of Canada Clinical Trials Group and the Southwest Oncology Group. J Clin Oncol 17(8): 2300–2308.

[23] Thatcher N, Girling DJ, Hopwood P, Sambrook RJ, Qian W, Stephens RJ (2000) Improving survival without reducing quality of life in small-cell lung cancer patients by increasing the dose-intensity of chemotherapy with granulocyte colony-stimulating factor support: Results of a British Medical Research Council Multicenter Randomized Trial: Medical Research Council Lung Cancer Working Party. J Clin Oncol 18: 395–404.

[24] Pujol J (2000) Persönliche Mitteilung für die Multizentrische Französische Studiengruppe.

[25] Arriagada R, Le Chevalier T, Pignon JP, Riviere A, Monnet I, Chomy P, Tuchais C, Tarayre M, Ruffie P (1993) Initial chemotherapeutic doses and survival in patients with limited small-cell lung cancer. N Engl J Med 329(25): 1848–1852.

[26] Lassen UN, Osterlind K, Hirsch FR, Bergman B, Dombernowsky P, Hansen HH (1999) Early death during chemotherapy in patients with small-cell lung cancer: Derivation of a prognostic index for toxic death and progression. Br J Cancer 79(3–4): 515–519.

[27] Wolf M, Holle R, Hans K, Drings P, Havemann K (1991) Analysis of prognostic factors in 766 patients with small cell lung cancer (SCLC): The role of sex as a predictor for survival. Br J Cancer 63(6): 986–992.

[28] Pignon JP, Arriagada R, Ihde DC, Johnson DH, Perry MC, Souhami RL, Brodin O, Joss RA, Kies MS, Lebeau B, Onoshi T, Osterlind K, Tattersall MHN, Wagner H

(1992) A meta-analysis of thoracic radiotherapy for small-cell lung cancer. N Engl J Med 327: 1618–1624.

[29] Perry MC, Herendon JE, Eaton WL (1998) Thoracic radiation therapy added to chemotherapy for small-cell lung cancer: An update of cancer and leukemia group B study 8083. J Clin Oncol 16(7): 2466–2467.

[30] Murray N, Payne DG, Coldman AJ (1996) Multimodality therapy for limited stage small cell lung cancer: Combining chemotherapy and thoracic irradiation. In: Pass HJ, Mitchell J, Johnson DH, Turrisi AT (eds.) Lung Cancer: Principles and Practice. Lippincott-Raven, Philadelphia, PA, S. 875–898.

[31] Turrisi III AT, Kim K, Blum R, Sause WT, Livingston RB, Komaki R, Wagner H, Aisner S, Johnson DH (1999) Twice-daily compared with once-daily thoracic radiotherapy in limited small-cell lung cancer treated concurrently with cisplatin and etoposide. N Engl J Med 340(4): 265–271.

[32] Takada M, Fukuoka M, Furuse K, Ariyoshi Y, Ikegami H, Kurita Y, Nishiwaki Y, Nishiwaki H, Watanabe K, Noda K, Saijo N (1996) Phase III study of concurrent versus sequential thoracic radiotherapy in combination with cisplatin and etoposide for limited-stage small cell lung cancer: Preliminary results of the Japan Clinical Oncology Group. Proc Am Soc Clin Oncol 15: 372 (abstr. 1103).

[33] Turrisi AT, Glover DJ, Mason B, Tester W (1992) Long-term results of platinum etoposide + twice-daily thoracic radiotherapy for limited small-cell lung cancer: Results on 32 patients with 48 months minimum F/U. Proc Am Soc Clin Oncol 11: 292 (abstr. 975).

[34] Turrisi AT (2000) Persönliche Mitteilung über die begonnene multizentrische Intergroupstudie in Nordamerika.

[35] Hayman JA, Martel MK, Ten Haken RK, Todd RF, Turrisi AT, Lichter AS (1999) Dose escalation in non-small cell lung cancer (NSCLC) using conformal 3-dimensional radiation therapy (C3DRT): Update of a phase I trial. Proc Am Soc Clin Oncol 18: (abstr. 1772).

[36] Arriagada R, Kramar A, Le Chevalier T, De Cremoux H (1992) Competing events determining relapse-free survival in limited small-cell lung carcinoma. J Clin Oncol 10: 447–451.

[37] Arriagada R, Le Chevalier T, Borie F, Rivière A, Chomy P, Monnet I, Tardivon A, Viader F, Tarayre M, Benhamou S (1995) Prophylactic cranial irradiation for patients with small-cell lung cancer in complete remission. J Natl Cancer Inst 87: 183–190.

[38] Auperin A, Arriagada R, Pignon JP, Le Pechoux C, Gregor A, Stephens RJ, Kristjansen PE, Johnson BE, Ueoka H, Wagner H, Aisner J (1999) Prophylactic cranial irradiation for patients with small-cell lung cancer in complete remission. Prophylactic cranial irradiation overview collaborative group. N Engl J Med 341(7): 476–484.

[39] Le Pechoux C (2000) Persönliche Mitteilung über die laufende europäische Multicenterstudie zur PCI mit unterschiedlicher Fraktionierung der Radiotherapie.

[40] Elias AD, Ayash L, Frei III E, Skarin AT, Hunt M, Wheeler C, Schwartz G, Mazanet R, Tepler I, Eder JP, McCauley M, Herman T, Schnipper L, Antman KH (1993) Intensive combined modality therapy for limited-stage small-cell lung cancer. J Natl Cancer Inst 85: 559–566.

[41] Elias A (1997) Dose-intensive therapy in lung cancer. Cancer Chemother Pharmacol 40: S64–S69 (suppl).

[42] Leyvraz S, Perey L, Rosti G, Lange A, Pampallona S, Peters R, Humblet Y, Bosquee L, Pasini F, Marangolo M (1999) Multiple courses of high-dose ifosfamide, carboplatin, and etoposide with peripheral-blood progenitor cells and filgrastim for small-cell lung cancer: A feasibility study by the European Group for Blood and Marrow Transplantation. J Clin Oncol 17: 3531–3539.

[43] Shepherd FA, Evans WK, Feld R, Young V, Patterson GA, Ginsberg R, Johansen E

(1988) Adjuvant chemotherapy following surgical resection for small-cell carcinoma of the lung. J Clin Oncol 6: 832–838.

[44] Shepherd FA, Ginsberg RJ, Patterson GA, Evans WK, Feld R (1989) A prospective study of adjuvant surgical resection after chemotherapy for limited small cell lung cancer. A University of Toronto Lung Oncology Group study. J Thorac Cardiovasc Surg 97: 177–186.

[45] Shepherd FA, Ginsberg RJ, Haddad R, Feld R, Sagman U, Evans WK, De Boer G, Maki E (1993) Importance of clinical staging in limited small-cell lung cancer: A valuable system to separate prognostic subgroups. J Clin Oncol 11: 1592–1597.

[46] Shepherd F (1996) Surgical management of small-cell lung cancer. In: Pass HI, Mitchell JB, Johnson DH, Turrisi AT (eds.) Lung Cancer: Principles and Practice. Lippincott-Raven, Philadelphia, S. 889–913.

[47] Eberhardt W, Stamatis G, Stuschke M, Wilke H, Muller MR, Kolks S, Flasshove M, Schutte J, Stahl M, Schlenger L, Budach V, Greschuchna D, Stüben G, Teschler H, Sack H, Seeber S (1999) Prognostically orientated multimodality treatment including surgery for selected patients of small-cell lung cancer patients stages IB to IIIB: Long-term results of a phase II trial. Br J Cancer 81(7): 1206–1212.

[48] Eberhardt W, Stamatis G, Pöttgen G, Bildat, S, Hillejan L, Stüben G, Stuschke M, Wilke H, Müller MR, Teschler H, Sack H, Seeber S (1999) Induction chemotherapy and combined chemoradiotherapy including twice-daily radiation followed by surgery in small-cell lung cancer with mediastinal involvement (stages IIB and IIIA). Five-year survival results of a small phase II trial. Rev Oncologia 1: 154–159.

[49] Jara C, Gomez-Aldaravi JL, Tirado R, Meseguer VA, Alonso C, Fernandez A (1999) Small-cell lung cancer in the elderly – is age of patient a relevant factor? Acta Oncol 38(6): 781–786.

[50] Lassen U, Kristjansen PE, Hansen HH (1995) Brain metastases in small-cell lung cancer. Ann Oncol 6(9): 941–944.

[51] Schutte W, Manegold C, von Pawel JV, Lan J, Schäfer B, Kaubitzsch S, Staab HJ (1999) Topotecan – a new treatment option in the therapy of brain metastases of lung cancer. Front Radiat Ther Oncol 33: 354–363.

[52] Smit EF, Fokkema, E, Biesma B, Groen HJ, Snoek W, Postmus PE (1998) A phase-II study of paclitaxel in heavily pretreated patients with small-cell lung cancer. Br J Cancer 77: 347–351.

[53] Ardizzoni A, Hansen H, Dombernowsky P, Gamucci T, Kaplan S, Postmus P, Giaccone G, Schaefer B, Wanders J, Verweij J (1997) Topotecan, a new active drug in the second-line treatment of small cell lung cancer: A phase-II study in patients with refractory and sensitive disease. J Clin Oncol 15: 2090–2096.

[54] Groen H, Fokkema E, Biesma B, Kwa B, van Putten JW, Postmus PE, Smit EF (1999) Paclitaxel and carboplatin in the treatment of small-cell lung cancer patients resistant to cyclophosphamide, doxorubicin and etoposide: A non-cross resistant schedule. J Clin Oncol 17: 927–932.

[55] Sonpavde G, Ansari R, Walker P, Sciortino DF, Gabrys GT, Murdock A, Gonin R, Einhorn LH (2000) Phase-II study of doxorubicin and paclitaxel as second-line chemotherapy of small-cell lung cancer: A Hoosier Oncology Group trial. Am J Clin Oncol 23: 68–70.

Korrespondenz: Dr. med. Wilfried Eberhardt, Oberarzt, Innere Klinik und Poliklinik (Tumorforschung), Westdeutsches Tumorzentrum Essen, Universitätsklinikum Essen, Hufelandstraße 55, D-45122 Essen, Bundesrepublik Deutschland. Tel: ++49-201-723-2168 oder -3131. Fax: ++49-201-723-2168. E-Mail: wilfried.eberhardt@uni-essen.de